DE

L'ARTHRITE BLENNORRHAGIQUE

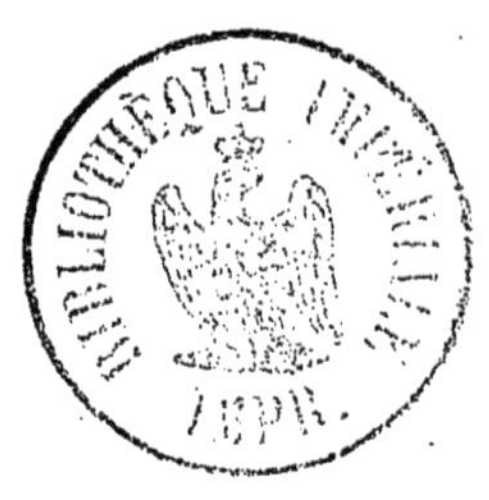

A. Parent, imprimeur de la Faculté de Médecine, rue Mr-le-Prince, 31

DE

L'ARTHRITE

BLENNORRHAGIQUE

PAR

LE DR G. VOELKER

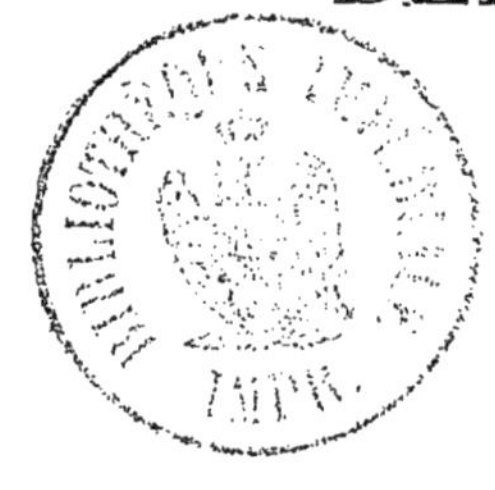

LAURÉAT DE L'ÉCOLE DE MÉDECINE DE TOULOUSE (MÉDAILLE D'ARGENT),
ANCIEN INTERNE (PREMIER AU CONCOURS) DES HÔPITAUX DE LA MÊME VILLE,
ÉLÈVE DES HÔPITAUX DE PARIS (MÉDAILLE DE BRONZE),
MEMBRE DE LA SOCIÉTÉ DE BOTANIQUE DE FRANCE,
MEMBRE DE LA SOCIÉTÉ DE THÉRAPEUTIQUE EXPÉRIMENTALE DE FRANCE, ETC.

PARIS

ADRIEN DELAHAYE, LIBRAIRE-ÉDITEUR

PLACE DE L'ÉCOLE-DE-MÉDECINE.

1868

INTRODUCTION

Lorsqu'au début de nos études médicales nous eûmes une première fois l'occasion d'observer l'arthrite blennorrhagique, nous fûmes frappé de quelques caractères particuliers dont se revêt cette affection. Elle nous intéressa à un haut degré, et nous avions déjà songé à faire une étude attentive des faits de cette nature. Mais de nouveaux sujets ayant captivé notre esprit, notre première intention avait passé inaperçue, et l'observation qui avait motivé chez nous le désir bien naturel d'approfondir l'arthrite blennorrhagique était restée dans nos cartons. Nous avions complétement délaissé ce sujet, lorsque sur les conseils de notre excellent maître, M. Demarquay, nous soulevâmes de nouveau cette question et résolûmes de l'étudier, de joindre nos observations à celles déjà inscrites au livre de la science, et de contribuer ainsi, si peu que nous le pussions, à établir la pathologie d'une maladie sur laquelle ont passé tant d'opinions diverses, tant de théories opposées. Nous avons fouillé dans les vieux auteurs ; nous sommes entré dans de grands détails relatifs à l'historique de la question ; nous avons voulu rendre à chacun ce qui lui appartenait ; nous avons enfin tracé un tableau de cette maladie ; et, dans cette description, nous avons suivi la marche classique, celle qui nous a paru la plus simple et la plus capable de passer tous les faits en revue.

Nous nous sommes surtout attaché, dans l'exposé des caractères propres à cette affection, à ne nous laisser aller à aucune idée théorique, nous réservant un chapitre à part pour soulever, exposer et peut-être préciser cette grande question de la nature de l'arthrite blennorrhaghique; nous nous sommes fait le religieux observateur des faits cliniques, et quand il nous a été possible d'en tirer quelque conclusion, nous l'avons fait avec toute la réserve qui doit accompagner le signalement d'un fait encore imparfaitement établi. Nos observations ont été, pour la plupart, recueillies à la Maison municipale de santé, dans le service de notre maître, M. Demarquay, et elles comprennent une limite d'observation qui s'étend de 1860 à 1867. C'est assez dire que ces faits ont été recueillis sans idée preconçue, sans théorie, sans prévention aucune pouvant influencer l'interprétation des signes observés. Notre travail aura donc du moins le mérite d'une exactitude et d'une observation conformes à la clinique.

DE

L'ARTHRITE BLENNORRHAGIQUE

Felix qui potuit rerum cognoscere causas.

HISTORIQUE.

Quand nous avons étudié la maladie qui fait aujour-d'hui le sujet de nos recherches, nous avons dû, tout naturellement, nous enquérir de l'auteur qui le premier s'en est occupé. Nous avons été surpris de voir que les recherches dans les auteurs anciens avaient été un peu negligées. A Swediaur et à Th. Selle reviendrait, en effet, l'honneur de cette innovation clinique ; à eux seuls appartiendrait le mérite d'avoir reconnu la liaison de certaines arthropathies avec la blennorrhagie uréthrale (1781). Au dire de la plupart des auteurs modernes, c'est à eux que s'arrêterait l'ancienneté de l'arthrite blennorrhagique.

Le grand maître en cette étude, M. Ricord, nous apprend cependant que cette variété pathologique articulaire se trouve déjà mentionnée dans un mémoire de G. Musgrave, intitulé : *De Arthritive symptomatica* et imprimé en 1723 à Genève, à la suite des des œuvres de Sydenham.

En remontant à une époque encore plus reculée, nous trouverons un traité de De la Martinière, sur la maladie vénérienne (1), où l'écrivain nous dira que,

(1) De la Martinière, Traité de la maladie vénérienne. u 16. Paris, 1664. Td $\frac{43}{46}$.

« parmi les signes de la maladie vénérienne, il y en a de
« précédents, de suivants et de survenants, » et que, « dans
« les seconds, se trouvent la chute des poils, les douleurs
« aux muscles d'entre les jointures et non aux jointures,
« ainsi que quantité d'ignorants croient » (1). Quelques
lignes plus loin, il nous apprendra qu'il a vu « des per-
« sonnes ayant été traitées en vérolés pour une chaude-
« pisse, avoir des douleurs insupportables dans les join-
« tures, sans avoir guérison de leur chaudepisse » (2).

Enfin, il recommandera, dans la suite de son ouvrage (3), de ne pas « supprimer trop promptement la
« chaudepisse, de peur de déterminer une rétention du
« virus vérolique qui se manifeste par des *douleurs ana-*
« *logues à celles du rhumatisme.* »

Sans doute, s'il s'agit là de l'arthrite blennorrhagique
telle que nous la comprenons aujourd'hui, telle que la
demandent les auteurs modernes, la description en est
bien vague et l'étude bien incomplète ; mais cette men-
tion est, nous semble t-il, suffisante pour établir que
l'observation avait déjà, du temps de De la Martinière,
tiré parti de la coïncidence des deux maladies. A partir
de cette époque, la plus reculée que nous ayons pu
trouver pour l'historique de la question, nous allons
voir successivement les auteurs préciser davantage et
limiter la relation qui subordonne la maladie articulaire
à l'affection uréthrale.

Blankard (4) nous apprend que la gonorrhée trop tôt

(1) Loc. cit., p. 17.
(2) Loc. cit., p. 49.
(3) Loc. cit., p. 122.
(4) Blankard, Traité de la vérole, de la gonorrhée, etc., etc.,
In-8, 1 vol. 1688.

arrêtée se change en vérole, car il faut nécessairement, dit-il, que la matière « retourne par les voies accoutu- « mées dans le sang, lequel, de temps en temps et peu à « peu corrompu, errompt en véroles, caries, rongement « d'os et en *douleurs* qui sont les grosses véroles. »

Un peu plus précis que Blankard, Ucay (1), médecin à Toulouse, rapporte, en 1702, qu'on a souvent bien de la peine à décider si l'on a affaire à un rhumatisme ou à la vérole. « Par exemple, dit-il, un homme a contracté « la chaudepisse, de laquelle il a été soigné par les « moyens ordinaires et dont il paraît guéri, quoiqu'avec « peine ; peu de temps après, la pluie sera tombée sur « lui et l'aura tout trempé pendant un voyage et il res- « sentira quelques douleurs dans les muscles, lesquelles « ne veulent pas céder aux remèdes ordinaires ; il s'agit « de savoir si cet homme a la vérole ou bien un rhuma- « tisme... »

Dans son bel ouvrage sur *les maladies vénériennes*, Astruc (2) nous signale aussi, en passant, il est vrai, les douleurs de rhumatisme qui résistent *même* aux frictions mercurielles, bien qu'elles paraissent être le plus véroliques.

Enfin Col de Villars (3) parle de rhumatismes qui participent les uns de la goutte, d'autres de la vérole, d'autres du scorbut. Toutes ces descriptions, certes, sont bien incomplètes, mais pour avoir subi le sort commun à bien d'autres maladies, c'est-à-dire pour avoir été mal observée et mal étudiée, l'arthrite, compliquant la blen-

(1) Ucay, Traité de la maladie vénérienne. 1702; in-12. $T^d\ \frac{43}{45}$, page 254.

(2) Astruc, Maladies vénériennes. 4 vol. in-12, 1743.

(3) Col de Vilars, Cours de chirurgie. 5 vol. in-12, 1759.

norrhagie, survenant après la lésion de l'urèthre, que
beaucoup d'auteurs regardaient d'ailleurs comme une
des manifestations de la vérole, l'arthrite, disons-nous,
n'en était pas moins connue dès le milieu du xviie siècle.
Nous n'oserions même affirmer qu'elle n'eût été observée
bien longtemps auparavant, si surtout nous voulions
tenir compte de ce passage de Celse, où il dit « que les
accidents qui affectent les articulations des mains et des
pieds et qui résultent de la goutte, fixée sur ces parties,
sont plus fréquents et plus longs ; et qu'il est rare que
la goutte attaque les eunuques, les *garçons avant l'âge
du commerce des femmes*, et celles-ci, à moins que leurs
règles ne soient supprimées» (1).

Cette opinion est déjà même produite dans Hippocrate (2). Ces deux auteurs voudraient-ils dire que le
coït est une condition indispensable pour contracter la
maladie articulaire? S'il en est ainsi, il est à croire qu'ils
avaient dû observer certains cas où l'arthropathie avait
suivi un des accidents de la vérole, une de ces atteintes
qui sont le résultat de rapprochements suspects et peut-
être une blennorrhagie. En tout cas, la maladie n'aurait
été propre à se développer que chez l'adulte et chez
l'homme dont les organes sexuels étaient en parfaite
activité.

---

(1) In manibus pedibusque articulorum vitiæ frequentiora lon-
gioraque sunt; quæ in podagris chiragrisve esse consuerunt. Ea
raro vel castratos, vel pueros ante feminæ coitum, vel mulieris, nisi
quibus menstrua suppressa sunt, tentant (Liber quartus, cap. **xxiv**.
De manuum et pedum articulorumque vitiis).

(2) OEuvres d'Hippocrate. Aphorismes, liv. **vi**; aphor. **28** et **30**.
Eunuchi neque podagra laborant, neque calvescunt.
Puer podagra non tentatur ante venereorum usum.

De ces diverses recherches bibliographiques, il est sans doute bien difficile de préciser la nature de la maladie articulaire qui compliquait certains états morbides diversement dénommés par les auteurs que nous avons cités : aussi reconnaissons-nous le manque d'une description complète et soignée de l'arthrite blennorrhagique. Nous croyons néanmoins pouvoir conclure que cette affection était connue avant la fin du xviiie siècle, où parurent les recherches de Th. Selle et de Swediaur.

Alors, pour la première fois, le qualificatif *blennorrhagique* accompagne le mot tumeur, et sous le nom d'*arthrocèle* ou de *gonocèle*, nous apprenons qu'il survient quelquefois, à la « suite de la blennorrhagie de l'urèthre chez l'homme, un gonflement très-considérable du genou (quelquefois des deux genoux et du calcanéum en même temps), et qu'il s'y joint des douleurs affreuses dans l'articulation » (1).

A dater de ce moment, l'attention est éveillée, et bientôt vont paraître les nouvelles recherches sur ce point. C'est d'abord J. Hunter qui, en 1786, apporte le fruit de son observation et de son expérience, et qui ne laisse pas passer inaperçu le rhumatisme articulaire, pouvant se manifester pendant le cours d'une blennorrhagie. Il est à regretter que cet écrivain n'ait pas assez insisté sur cet accident, et ne l'ait point considéré comme une conséquence fréquente de l'inflammation de l'urèthre.

Ce sont ensuite les travaux de Murray, de Vigarous

____

(1) Swediaur, Maladies syphilitiques. 1781 ; — Journal de médecine de Londres. 1781 ; — Mémoire sur l'arthrite blennorrhagique et Traité des maladies syphilitiques. 1809, chap. vi, p. 147.

vers 1789, de Joannis Colle (1), de Monteggia (2). En 1806, le baron Yvan (3) publie une très-remarquable observation où il est question d'une complication du côté des yeux, élément de diagnostic signalé, il est vrai, par Swediaur, mais auquel on n'a sérieusement fait attention que dans ces derniers temps.

Hernandez, dans son *Essai sur la non-identité des virus gonorrhéique et syphilitique*, admet l'existence du rhumatisme blennorrhagique et, à l'appui de son opinion, il cite celle de Vigarous, dont les œuvres de chirurgie furent publiées, en 1812, à Montpellier. Ils pensent que dans quelques cas le rhumatisme s'est terminé par la soudure des articulations.

Deux ans plus tard, Calixte Vincent (4) signale comme fréquentes les métastases blennorrhagiques sur les articulations.

A propos de son article *Blennorrhagie* du Dictionnaire en 60 volumes (5), Cullerier nous parle des complications de la blennorrhagie et cite l'épididymite, l'ophthalmie, enfin l'arthrite blennorrhagiques ; cette dernière déterminée, selon lui, par le transport de la matière blennorrhagique sur les articulations, les genoux et les cous-de-pied surtout. Le point principal du traitement serait donc, pour cet auteur, de rappeler l'irritation à son premier siége en introduisant une bougie stimulante dans le canal de l'urèthre. Cette maladie d'ailleurs

---

(1) Joannis Colle, De arthridite cum gonorrhea, calculo et lue venerea.

(2) Remarques sur les maladies vénériennes. 1798.

(3) Annales de la Société de médecine de Montpellier.

(4) Thèse, Montpellier, 1814.

(5) Dict. en 60 vol. Tom. III, p. 173.

peut dégénérer en induration des capsules articulaires et des ligaments et amener une ankylose complète.

Graves, en 1820 (1), F. Ribes, de Montpellier (2), Rossignol (3), Laënnec (4), publient tour à tour des observations d'arthrite blennorrhagique efficacement traitée par l'emploi du copahu. A la même époque paraît le *Traité complet des maladies vénériennes* de L. Jourdan (1826), où l'on peut lire que « chez certains sujets (atteints de blennorrhagie), les articulations, notamment celles du genou, du coude, du pied, de la hanche, deviennent le siége de tuméfactions chroniques ou d'hydropisies. »

En 1828, M. Lagneau (5) s'étend un peu plus longuement sur les diverses maladies qu'engendre la blennorrhagie ; d'accord avec J. Cloquet, il établit que l'arthrite iléo-fémorale est plus fréquente chez la femme, et, comme Swediaur, il signale les accidents qui peuvent survenir du côté de l'oreille (cophose).

La même année 1828, on publia une observation *d'arthrite aiguë déterminée par la métastase d'une uréthrite* (6), et nous verrons plus tard les *Archives de médecine* et M. Foucart parler de cette observation.

Ce n'est qu'en 1833 que, pour la première fois, M. Ricord s'occupe du rhumatisme blennorrhagique (7). Dans un article publié sur ce sujet et intitulé *Complications de*

(1) Bibliothèque médicale. T. LXVII, p. 282. 1820.
(2) Revue médicale, t. IX, Mém. sur l'emploi du baume de copahu à haute dose dans la gonorrhée, etc.
(3) Annales cliniques de la Société médicale de Montpellier.
(4) Revue médicale de Paris. 1826.
(5) Maladies vénériennes. 2 vol. in-8.
(6) Annales de la médecine physiologique. 1828.
(7) Journal des connaissances médico-chirurgicales. T. I, p. 98.

la blennorhagie chez la femme, il ne fait que signaler l'arthrite en même temps que l'ophthalmie blennorrhagiques; mais quatorze ans plus tard, après une série de leçons sur ce point de la pathologie, il établit que la complication articulaire de la blennorrhagie a pour principal caractère la récidive; qu'elle est plus rare chez la femme que chez l'homme; que le chancre uréthral seul ne peut lui donner naissance; que c'est surtout l'articulation du genou qui en est le plus fréquemment atteinte. Le diagnostic en est généralement facile, et, pour la combattre, il faut s'adresser à la blennorrhagie tout d'abord et prescrire ensuite le repos absolu, les antiphlogistiques locaux ou généraux, les vésicatoires sur les articulations rhumatisantes.

Velpeau, Chelius, Baumès, apportent tour à tour le fruit de leurs recherches successives, et bientôt la bibliographie de l'arthrite blennorrhagique va se trouver suffisante pour permettre la publication d'un travail assez complet sur un pareil sujet. En attendant cependant, Vidal (de Cassis) (1), Durand-Fardel (2), Michel Lévy (3), Hélot (4), Grisolle (5), vont nous fournir, soit des observations, soit des hypothèses ou des théories qui ne contribueront pas peu à élucider la question.

Enfin paraît le mémoire de Foucart (6), travail étendu, consciencieux, sur lequel nous aurons plus d'une fois

---

(1) Traité des maladies vénériennes.
(2) Journal des connaissances médico-chirurgicales. 1840.
(3) Mémoires de médecine militaire, etc. T. XXXVII.
(4) Théorie de la syphilis. Thèse, 1844.
(5) Pathologie interne. T. II.
(6) Quelques considérations pour servir à l'histoire de l'arthrite blennorhagique. 1846.

l'occasion de revenir dans le cours de cette thèse. Avec celui de Brandes, de Copenhague (1), ce mémoire est le plus complet que nous ayons sous le rapport nosographique. Dès lors, l'arthrite blennorrhagique n'est plus un fait isolé que l'on doit seulement constater ; chacun va chercher à en expliquer la nature ; des mémoires fort intéressants, des observations fort curieuses, des opinions entièrement originales vont se faire connaître, et nous aurons tour à tour à inscrire les noms d'Hervieux (2), de Rollet (3), de Bonnet, de Réné, de Sordet, de Thiry, de Prosper Yvaren (4), de Demarquay, de Grisolle, de Fournier, etc., etc., parmi ceux qui auront le plus contribué à établir l'histoire de l'arthrite blennorrhagique.

On le voit, la question est loin d'être neuve ; et bien, que nous ayons omis, sans doute, de nommer bon nombre d'autres auteurs qui ont traité ce sujet, la liste est cependant déjà assez longue pour que l'on puisse tout d'abord établir que la complication articulaire de la blennorrhagie est une maladie suffisamment connue. Quand on lit même les derniers travaux qui ont paru à ce sujet, l'article si remarquable du *Nouv. Dictionnaire de médecine*, quand on suit pas à pas la discussion qui a eu lieu, il y a deux ans, à la Société de médecine, on finit par croire qu'il n'y a plus un seul fait nouveau à ajouter à ceux déjà bien connus ; qu'il n'y a plus rien à glaner dans le champ de l'observation. On verra plus loin si notre travail a eu ainsi quelque raison d'être.

(1) Archives de médecine. 1854.
(2) Gazette médicale de Paris. 1858.
(3) Nouvelles recherches sur le rhumatisme blennorrhagique, 1850 ; et Traité des maladies vénériennes. Paris, 1866.
(4) Métamorphoses de la syphilis. 1854, p. 191.

CHAPITRE II.

ÉTIOLOGIE.

Jusqu'ici et de tout ce qui précède, il ressort un fait capital bien évident; c'est celui de l'existence d'une maladie articulaire survenant pendant ou après un écoulement blennorrhagique. Quelle est la nature de chacune de ces deux manifestations pathologiques? C'est ce que nous rechercherons après avoir étudié quelles sont les conditions qui peuvent leur donner naissance. Voyons donc quelles causes peuvent faire naître l'arthrite blennorrhagique.

Nous n'entrerons pas dans les détails étiologiques de la blennorrhagie en elle-même : cette recherche est en dehors de notre cadre et nous entraînerait d'ailleurs. Mais nous remarquerons toutefois que l'inflammation spécifique vénérienne du canal de l'urèthre semble avoir ses préférés, et affecter plutôt les sujets d'un tempérament lymphatique et d'une constitution délicate. Sans doute les exceptions à cette remarque sont malheureusement trop nombreuses, mais ce fait, croyons-nous, n'en est pas moins exact. Voyons aussitôt quelles causes vont faire se développer une inflammation, une maladie articulaire chez le sujet atteint de blennorrhagie.

Et d'abord la blennorrhagie est-elle une condition indispensable pour qu'il se manifeste une complication articulaire ? C'est là l'opinion de Swediaur, quand il dit : « que ce sont surtout ces jeunes gens qui en sont affectés, qui, à la suite de débauches de toute espèce, ont gagné une blennorrhagie, avec laquelle elle semble être liée intimement. » Hunter écrit qu'il y a des « malades qui n'ont de rhumatisme articulaire que chaque fois qu'ils sont affectés de blennorrhagie uréthrale, et cela en dehors de toute autre cause appréciable de rhumatisme. » Suivant Baumès aussi, le rhumatisme « peut survenir dans le cours d'une blennorrhagie, sans prédisposition héréditaire, sans qu'on puisse invoquer aucune des circonstances ordinaires du rhumatisme vulgaire. »

D'autres auteurs ont aussi signalé cette relation de la blennorrhagie avec la manifestation articulaire, et MM. Ricord et Brandes ont indiqué le phénomène si remarquable de la récidive du rhumatisme à chaque blennorrhagie. Ce fait, d'ailleurs, nous pouvons dès à présent le mettre en évidence par l'observation suivante. Ajoutons auparavant, et la remarque est assez intéressante, que jamais on ne rencontre d'affection articulaire ni avec la blennorrhagie balano-préputiale, ni avec la vaginite, les écoulements du col, non plus qu'avec la blennorrhagie oculaire : nous reviendrons sur ces derniers points.

OBSERVATION Ire.

Accidents blennorrhagiques ; arthrite généralisée ; hydarthroses multiples Guérison.
(Maison municipale, service de M. Demarquay.)

X....., âgé de 28 ans, ingénieur, entra le 3 avril 1867 à la Maison municipale de Santé, pour y attendre et laisser passer l'atteinte articulaire qui doit accompagner la blennorrhagie dont il est actuellement affecté.

D'un tempérament lymphatique très-prononcé, quoique fortement constitué, le malade sait que la nature de son organisation l'expose aux accidents pour lesquels il s'alite en ce moment. X..... n'en est pas à ses essais et depuis longtemps malheureusement, dit-il, il sait à quoi l'exposent les voyages à Cythère ; ses parents ne sont pas rhumatisants. Voici son histoire :

En juillet 1861 (à 22 ans), il contracte une blennorrhagie intense, douloureuse, aiguë : 8 jours après, l'écoulement diminue un peu, et aussitôt apparaît une ophthalmie violente qui réclame les soins les plus assidus. A peine celle-ci marche-t-elle vers la guérison, que des douleurs vives se font sentir dans toutes ou presque toutes les articulations. Elles augmentent de volume, deviennent tour à tour tendues, gonflées, douloureuses ; l'affection articulaire se déplace avec une singulière rapidité, parcourant l'une après l'autre presque toutes les grandes articulations. Cet état dure tout l'hiver de 1861 à 1862 et finit à peine en mars 1862.

En août 1863, nouveaux plaisirs, nouvel écoulement, mais presque anodin, néanmoins conjonctivite assez marquée, et, quelques jours après, hydarthrose du genou gauche. Le tout dure sept semaines. La femme soupçonnée l'auteur de ces accidents a été, paraît-il, reconnue saine.

Octobre 1863. A peine est-il guéri qu'il se sent tout désireux de prouver que madame est indemne de tout élément contagieux ; il se hâte donc d'avoir de nouveaux rapports sexuels, et ceux-ci sont aussitôt suivis d'un écoulement léger, il est vrai, mais suffisant pour amener encore, sur son déclin, une conjonctivite légère. A celle-ci font suite des douleurs articulaires vives aux genoux, aux épaules, aux pieds : le tout dure encore quatre mois et demi.

Août 1865. Légèrement désillusionné, X..... veut se corriger ; mais rien n'est doux comme le fruit défendu, et en août 1865, un nouvel écoulement s'accompagne d'une légère atteinte aux yeux, d'un épanchement dans le genou gauche, de douleurs vives dans le pied droit. L'hydarthrose du genou va en augmentant, diminue ensuite, pour augmenter de nouveau plus tard ; l'hiver se passe ainsi en intermittences fâcheuses, et le 15 mars 1866 seulement, le malade est sur pied, n'éprouvant plus qu'une légère sensibilité dans le pied droit.

1er avril. Enfin le 1er avril il contracte la dernière blennorrhagie dont les suites l'amènent à la Maison de santé, où il entre le 3 avril 1867. Le suintement uréthral est peu abondant ; il est tempéré par l'usage de 20 *grammes de cubèbe* que le malade prend dès le jour de son entrée dans le service de M. Demarquay. Le malade peu soigneux de sa personne, au point de vue des soins médicaux (il n'a jamais su sous quelle influence étaient survenus les accidents dont nous avons déjà parlé), est condamné au repos le plus absolu. (2 *degrés, tis. de chiendent, bord.* 250 *gr.*)

9 avril. Malgré toutes les précautions, il survient une opththalmie intense des deux yeux ; la conjonctive est rouge, vasculaire; il y a même un peu de chémosis; l'œil ne peut supporter la lumière. (*Bandeau sur les yeux,* 10 *sangsues de chaque côté.*)

10 avril. Amélioration légère du côté des yeux; moins de douleur ; l'écoulement est le même ; pas de complication viscérale.

15 avril. Plus de trace d'opththalmie, persistance de l'écoulement ; le malade ne quitte pas la chambre ; il évite tout refroidissement ; il attend patiemment la complication articulaire qui ne lui a jamais fait défaut et qu'il accuse de lui faire perdre son temps, en le retenant à la Maison de santé.

20 avril. Aucun accident ne survenant, et complétement guéri d'ailleurs de la conjonctivite et de l'écoulemement, il sort de la Maison de santé.

Chemin faisant, remarquons que cette observation n'a pas seulement pour but de montrer la récidive de l'arthrite après chaque écoulement; elle nous apprend que, si cette dernière est un accident de la blennorrhagie, l'œil peut aussi être atteint, et ce fait a été l'objet d'intéressantes recherches d'ailleurs. Uni à d'autres accidents soit vers l'oreille, soit vers d'autres organes, il a fourni à M. Texier l'occasion de publier, à cet égard, une thèse pleine d'intérêt.

Mais ne quittons pas notre sujet, et demandons-nous si la blennorrhagie étant une cause indispensable pour la production de l'arthrite, il s'ensuit que ce soit une cause suffisante?

Evidemment oui; et l'expérience le prouve. Cependant, il ne faudrait point croire que tous les écoulements uréthraux soient susceptibles de se compliquer d'accidents articulaires. Quelques auteurs n'ont jamais observé le rhumatisme ni avec l'uréthrite inflammatoire ou catarrhale, ni avec l'uréthrite herpétique ou dartreuse, ni avec cette variété si commune d'écoulements gris et aqueux auxquels Diday a donné le nom d'*uréthrorrées*. Dans quelques-unes de nos observations, il nous a été donné d'observer, en effet, cette particularité ; et tel malade ressentait une arthrite après un écoulement, et n'avait rien à la blennorrhagie suivante.

D'après Rollet, il y a entre ce qu'il appelle le rhutisme blennorrhagique et la blennorrhagie une connexité réelle, une communauté de nature, une véritable parenté : et, dit-il, « si la blennorrhagie peut ainsi décider du rhumatisme, c'est qu'elle en est la cause, c'est qu'elle l'a sous sa dépendance, et alors le rhumatisme est bien réellement blennorrhagique. »

Suivant ce même auteur, l'abondance de l'écoulement serait la condition la plus générale dont dépend plus ou moins directement l'éclosion rhumatismale ; mais il est beaucoup plus exact de conclure, avec M. Fournier entre autres, que : 1° dans un grand nombre de cas, le rhumatisme s'est produit à la suite de blennorrhagies intenses, fournissant une abondante suppuration, ou bien de blennorrhées que des causes diverses avaient accidentellement ramenées à la période aiguë ; 2° que, plus souvent, l'arthrite n'est survenue qu'à la suite d'un écoulement modéré et présentant une acuité peu prononcée ; 3° qu'il est des cas, enfin, où non-seulement l'écoulement a diminué d'intensité, mais qu'il semble même avoir disparu. L'observation 13 en est un remarquable exemple.

Nous disions tout à l'heure que tout écoulement uréthral n'amenait pas fatalement avec lui une complication articulaire, et, fort heureusement, le fait est exact.
Mais s'il en est ainsi, il faut forcément admettre, comme
pour les autres affections, des causes soit prédisposantes, soit occasionnelles, autres que la blennorrhagie
elle-même, bien que celle-ci soit la condittion *sine qua
non* de son existence. Recherchons donc ces mêmes
causes; elles nous permettront de justifier la différence
qu'il y a entre le rhumatisme ordinaire et l'arthrite
dont nous nous occupons, puisque les prédispositions
à l'une de ces affections sont insuffisantes pour amener
l'autre. Nous disons prédispositions; nous admettons
donc des causes *prédisposantes* et des causes *occasionnelles*.

§ 1er. CAUSES PRÉDISPOSANTES.

1° *Constitution, tempérament.* — Inconnues dans leur
essence, les influences du tempérament et de la constitution individuelle n'en sont pas moins réelles et ef-
ficaces. On a souvent nié cette cause générale, ou du
moins on a négligé de la faire intervenir, et quelquefois elle eût pu rendre raison de la production de certains phénomènes et contribuer, par suite, à modifier
peut-être la direction de la thérapeutique. Actuellement, à propos de l'arthrite blennorrhagique, les auteurs la signalent en passant, mais insistent peu sur la
valeur de son existence; si pourtant on veut bien nous
permettre de consigner ici le résultat de quelques observations que nous avons pu recueillir et résumer,
nous ferons observer que dans nos 15 observations,

2 fois seulement nous n'avons pas eu à constater la coïncidence d'un tempérament lymphatique. La plupart des sujets étaient blonds et pâles, quelquefois bruns, avec une teinte d'un blanc mat, rarement coloré; presque tous avaient une constitution moyenne, ou même au-dessous de la moyenne; et, dans le nombre, il s'en est trouvé que des excès, des fatigues exagérées avaient complétement modifiés, sous le rapport de la résistance vitale, de l'énergie, de la constitution enfin. L'acuité des symptômes, l'excessive douleur qui quelquefois les accablait ne suffisait pas pour ramener sur leurs joues ce coloris vif et animé qui est l'apanage des constitutions robustes et sanguines, ou même cette teinte jaune orangée, fraîche, qui s'allie au tempérament bilieux En un mot, ce tempérament lymphatico-sanguin auquel on attribue, pour une large part, la production du rhumatisme ordinaire, ne se montre pas dans le cas d'arthrite blennorrhagique; sa présence n'est nullement indispensable.

2° *Diathèse rhumatismale.* — D'après cela, que penserons-nous de la diathèse rhumatismale? Que dirons-nous d'un état qui lui-même se trouve, en quelque sorte, sous la dépendance d'une organisation constitutionnelle idyosyncrasique que nous ne reconnaissons pas? On prévoit notre réponse. *A priori*, on pouvait être autorisé à admettre que les sujets rhumatisants, plus que tout autre, devaient être exposés à l'arthrite blennorrhagique ou bien encore que les individus affectés d'arthropathies blennorrhagiques devaient souffrir habituellement du rhumatisme. Il n'en est rien. Ni l'une ni l'autre de ces inductions théoriques ne trouve sa confirmation au lit du malade ; et ce qu'on observe le plus souvent c'est le calme quand l'urèthre est en repos, c'est la phlegmasie articulaire quand l'urèthre est malade. Il y a, qu'on nous passe le mot (nous l'expliquerons plus tard), sympathie entre l'urèthre et l'articulation; celle-ci ne devient malade que quand celui-là a été déjà ou est encore atteint. En dehors de l'affection uréthrale, il n'y a pas d'arthrite; en dehors de la blennorrhagie, il n'y a pas localisation articulaire. Dans nos observations, quelques malades ont eu des rhumatismes antérieurs à la blennorrhagie et ceux-ci ont évolué avec tout le cortége des symptômes particuliers au rhumatisme. Mais, dès que l'uréthrite, la blennorrhagie a paru, avec quelques modifications dans la symptomatologie morbide, on a observé ce remarquable phénomène de la corrélation de l'arthrite et de l'uréthrite, et ces exemples frappants de récidive articulaire après chaque récidive uréthrale. Dupuytren avait plusieurs fois signalé la sympathie remarquable qui existe entre certaines maladies des organes génitaux, chez les deux sexes, et l'articulation du genou. Il avait montré plusieurs malades chez lesquels une arthrite aiguë, ou une hydarthrose au genou s'était déclarée, soit à l'occasion d'une blennorrhagie, soit à la suite des couches ou d'un avortement (1).

Mais en niant l'influence de la diathèse rhumatismale, nous sommes loin de penser que cette prédisposition puisse toujours rester étrangère à la production de l'arthrite. Nous avons vu un malade chez lequel est survenue une complication articulaire pendant

____

(1) Gazette des hôpitaux. 1836, p. 582.

une blennorrhagie, sans que l'on ait pu trouver d'autre cause que celle de l'existence de rhumatismes habituels chez son père. Dans cette observation, que je reproduis ici, le sujet n'a jamais donné de preuves de l'existence de cette diathèse ; elle peut exister chez lui, sans doute, puisque le père est rhumatisant ; mais, en tout cas, elle est peu efficiente, puisqu'elle a dû attendre la blennorrhagie pour manifester sa présence. Voici cette observation.

OBSERVATION II.

Arthrite blennorrhagique de l'articulation coxo-fémorale gauche. Guérison.
Réapparition consécutive de la blennorrhagie. Guérison de cette dernière.

Joseph X....., âgé de 21 ans, domestique, rue de Choiseul, 13, à Paris. Vacciné, non variolé. Pâle, tempérament lymphatique pro noncé ; constitution moyenne. Bonne santé habituelle.

Père rhumatisant ; mère bien portante.

Le 13 novembre 1867, ce malade me fait demander en toute hâte pour lui calmer les vives douleurs qu'il éprouve dans la région fessière et inguinale gauche. Me rendant à sa demande, je le trouve en proie à de grandes souffrances qu'il croit devoir rapporter à une atteinte rhumatismale, son père en étant assez fréquemment affecté. Cependant le calme du pouls, l'absence de rougeur, de chaleur et de tuméfaction au point douloureux, me mettent en garde contre son assertion. Il n'a jamais eu de rhumatisme, il ne s'est pas exposé à l'humidité ou à un refroidissement, soit subit, soit permanent ; il n'a pas reçu de coups, n'a point fait de chute, et ces accidents douloureux n'en sont pas moins survenus subitement avec une intensité très-grande. Tout mouvement volontaire de flexion ou d'extension est impossible ; si on en provoque, on détermine une vive douleur. Le pli fessier est moins prononcé à gauche qu'à droite, et, aussi bien en arrière qu'en avant de cette articulation, il semble qu'il y ait un certain empâtement que le teint mat de la région rend plus sensible.

En présence de ces éléments divers, je songeai à la blennorrhagie. Interrogé sur ce point j'apprends en effet que depuis 3 semaines il a une blennorrhagie, mais qu'en ce moment elle a presque disparu : c'est le motif de son silence.

Le malade a déjà eu trois chaudepisses : une à 18 ans qui a duré huit jours, et qui a disparu par l'usage de quelques tisanes émollientes ; une à 19, qui a persisté trois semaines et a cédé à de semblables moyens ; une autre à 20 ans qui a résisté un mois. Jamais d'orchite, jamais d'arthrite ou autre complication.

Actuellement, l'arthrite est survenue le 9 novembre 1867, sans cause connue ; la douleur ne l'a empêché de travailler que le 12, et le 13 il lui est impossible de se lever tant est vive la souffrance.

Le 14. La douleur qui avait été surexcitée par le baume opodeldoch, a été calmée par de simples frictions avec du cérat laudanisé ; le malade a gardé le repos au lit, l'articulation coxo-fémorale gauche enveloppée d'ouate et de toile gommée. — Diète, tisane laxative, repos absolu au lit.

Le 15. Amélioration telle, que le malade remue la jambe ; le sommeil est revenu ; empâtement léger au pli de l'aine ; pas de chaleur à la peau, pas de fièvre, pas de souffle au cœur. — Repos au lit, bouillon, potage, bordeaux, tisane de chiendent et graine de lin, onction avec cérat laudanisé ; ouate et toile gommée.

Le 20. Toute douleur a disparu ; les mouvements sont faciles ; on peut indifféremment produire l'extension, la flexion, etc., etc.; on se sent pas de frottement articulaire, ni de mobilité anormale. Il reste un peu de faiblesse dans le membre ; l'écoulement augmente. Le malade va se lever, mais il reste ouaté. — Cubèbe 10 grammes.

15 décembre 1867. L'écoulement, quoique diminué, persiste encore ; miction facile, indolore ; urines claires. Injection au sulfate de zinc ; vin de quinquina, nourriture azotée.

Le 20. L'écoulement disparaît. Le malade est toujours pâle et faible ; il va se tonifier et respirer l'air de la campagne ; à l'avenir il tâchera de se mettre à l'abri de toute atteinte articulaire.

3° *Arthrites antérieures.* — Mais si la diathèse rumatismale ne constitue pas, à proprement parler, une cause prédisposante de l'arthrite blennorrhagique, il n'en est plus de même des arthrites blennorrhagiques ou même des autres accidents blennorrhagiques qui ont pu précéder la complication actuelle. « Quand l'arthrite blennorrhagique s'est une fois manifestée, dit le professeur Hirtz, elle revient à chaque récidive de gonorrhée, quel ques précautions qu'on prenne dès le début. »

Nous ne sommes pas aussi exclusif que M. Hirtz, puisqu'il nous a été permis d'observer quelques exceptions à cette règle; et d'ailleurs, nous nous souvenons que Hunter a rapporté le cas d'un homme qui était pris immédiatement de douleurs dans plusieurs articulations, *toutes les fois* qu'il avait une blennorrhagie (1). MM. Diday, Ricord en citent également des exemples; et *l'Union médicale* (2) nous en fournit d'autres. M. Rollet donne 5 observations (3), qui lui sont propres, dans lesquelles il y eut toujours autant d'arthrites que de blennorrhagies. La première observation que nous avons rapportée vient encore à l'appui de cette manière de voir, et nous pouvons enfin ajouter à ces faits déjà nombreux un autre non moins interessant qui appartient à la clinique particulière de M. Demarquay; il s'agit d'un de ses clients et amis, une célébrité parisienne, qui a eu 3 blennorrhagies et dont chacune a été chaque fois suivie d'une hydarthrose du genou; jamais d'ailleurs il n'y avait eu de manifestation arthritique.

Cette question de la récidive de l'arthrite est loin d'être l'objet du moindre doute. Elle a même suscité, dans l'esprit de Brandes, de Copenhague, l'explication de la nature même de cette affection. « Il existe, dit-il, une arthrite blennorrhagique, et c'est parce que l'arthrite, après avoir accompagné une première fois une blennor-

(1) Hunter, Traité des maladies vénériennes.
(2) Union médicale, t. V.
(3) Loc. cit.

rhagie, se renouvelle chez le même individu autant de fois que la blennorrhagie elle-même, qu'il y a entre ces deux affections autre chose qu'une coïncidence fortuite. Comment ne pas trouver dans cette liaison étroite une raison suffisante pour les considérer comme la manifestation de la même maladie. »

D'ailleurs Brandes, ayant fort bien examiné cette prédisposition à l'arthrite, a compulsé les faits antérieurs, en a trouvé un certain nombre appartenant à Monteggia, Cumano, Cowper et est arrivé aux mêmes résultats. L'observation que nous avons déjà rapportée est cependant une preuve contre l'infaillibilité de la production de la phlegmasie articulaire ; le malade dont il y est question a vainement attendu l'arthrite ; elle n'est point survenue.

4° *Sexe*. — Longtemps mise de côté, cette question étiologique a tour à tour été acceptée ou niée. La rareté de l'arthropathie chez la femme est la seule cause des différentes opinions qui ont été émises. Plusieurs auteurs (Foucart, Brandes, Christensen, Rollet, Potton, Bonnaric, Diday, etc.) n'ont pas rencontré un seul exemple d'arthrite blennorrhagique chez la femme. Dès lors, cette complication a été considérée comme exclusivement propre à l'homme. Quelques faits bien anthentiques donnent un démenti formel à cette opinion. Cullerier, pendant son séjour à Lourcine, a observé 3 cas d'arthrites blennorrhagiques : « Dans le premier, dit-il, c'était le genou qui était pris ; dans le second, c'était le poignet ; dans le troisième, l'articulation sterno-claviculaire. Les 2 premières observations ne peuvent faire, pour moi, l'objet d'un doute, quant à la nature de l'arthrite. » Dès

1821, M. Jules Cloquet avait recueilli nombre d'observations desquelles il résultait que, dans la blennorrhagie, les articulations coxo-fémorales étaient plus souvent atteintes *chez les femmes* que chez les hommes (1). Vidal (de Cassis) dit l'avoir vue survenir avec une grande rapidité chez des femmes, après des injections de sulfalte de zinc (1). Durand-Fardel, dans le *Journal des connaissances médico-chirurgicales* (3), reproduit les remarques de Cloquet, et M. Ricord nous dit aussi que l'arthrite peut se présenter comme accident ou complication de la blennorrhagie chez les femmes. M. Richet a encore eu occasion de traiter à Lourcine une arthrite du genou qu'il n'hésita pas à rattacher à une blennorrhagie pour laquelle la malade se trouvait dans les salles. Enfin, à ce nombre déjà considérable d'observations d'arthrite blennorrhagique chez la femme, nous en ajoutons une dernière de M. Demarquay, observée dans le service de Blandin (4), en 1847. Il s'agit d'une jeune fille de 19 ans, présentant un gonflement considérable du poignet droit, sans changement de couleur à la peau, sans traces de contusion, sans plaie. La malade prétendait que cet accident provenait d'une chute ; mais on découvrit qu'elle avait depuis près d'un mois un écoulement blennorrhagique qui s'était supprimé la veille de son entrée à l'hôpital. On apprit de plus, qu'avant son entrée à l'Hôtel-Dieu, elle avait eu, pendant la durée de son écoulement, un gonflement analogue de l'articulation tibio-tarsienne, gonflement qui avait disparu pour faire place à celui-ci.

(1) Dictionnaire de médecine en 21 volumes. T. III, p. 422.
(2) Pathologie externe. II, p. 377.
(3) T. XII, p. 60.
(4) Gazette des hôpitaux. 1847, p. 336.

Il n'est donc plus permis de croire que l'arthrite blennorrhagique affecte exclusivement l'homme : comme lui
la femme est sujette à ses lois ; seulement, l'immunité
dont elle avait paru jouir n'existe réellement que sous
le rapport de la fréquence. L'arthrite chez la femme
existe, cela est incontestable ; mais elle paraît plus rare,
du moins le semble-t-il. Faut-il, avec Cullerier, expliquer cette rareté apparente par cette circonstance, que
« la femme dissimule très-souvent ce qu'elle éprouve
du côté des organes génitaux ? » ou bien dans cette
autre, que « l'examen de ces organes est rarement proposé en pratique, même à l'hôpital, à propos d'accidents
articulaires ? » Ou bien faut-t-il croire, avec M. Ricord,
que cette rareté n'est que le corollaire, en quelque
sorte, de la rareté de l'*uréthrite* chez la femme ?

Nous avons déjà dit que l'arthrite blennorrhagique,
chez l'homme, nécessitait l'existence passée ou présente
de la blennorrhagie, et qu'elle ne s'observait pas dans
les cas de balanite, de balano-posthite, de chancre uréthral (Ricord), etc. Cette même proposition persiste pour
la femme. Aussi peut-elle bien souvent présenter un
écoulement, celui-ci étant sous la dépendance ou d'une
vaginite, ou d'un métrite du col, ou d'un chancre, etc.,
et ne relevant point d'une véritable uréthrite ; or ce caractère serait la seule véritable cause de l'arthrite blennorrhagique. Nous regrettons de ne pouvoir, parmi nos
observations, en rapporter une qui vienne à notre appui ;
mais on comprendra que c'est là un fait d'observation
difficile, qu'il n'est pas donné à tout le monde d'observer. Les questions qu'il est nécessaire de soulever pour
éclaicir les doutes ne sont pas toujours possibles ; il est
une certaine réserve qu'il faut observer et qui nuit beau-

coup à l'étiologie, même au diagnostic de la maladie. Reconnaître à quel signe une femme est *gâtée*, comme disait naïvement Astruc, n'est pas chose toujours possible. La confiance, l'abandon des malades ne va pas toujours jusqu'à confier au médecin la véritable source du mal pour lequel il est appelé.

Il faut donc se tenir en garde contre les prétendues arthrites chez la femme, et avoir toujours présente à l'esprit l'arthrite blennorrhagique, dès que la symptomatologie du rhumatisme ne sera pas complète et absolue.

5° *Age.* — S'il est juste de dire que l'arthrite blennorrhagique ne saurait exister sans blennorrhagie, l'âge qui prédisposera le plus à l'arthrite sera celui-là même qui prédisposera le plus à la blennorrhagie. Toute **la** période *virile*, telle est donc la limite extrême, pour ne dire qu'un mot, qui peut voir se développer l'arthropathie spéciale que nous étudions. L'observation, du reste, est là pour prouver le fait. Depuis longtemps Hippocrate l'a dit; Celse l'a reproduit, et tous les auteurs qui, plus précis, plus rigoureux, ont écrit sur ce sujet, ont consigné, dans leurs observations, que la puberté était le point de départ des manifestations articulaires, puisque ce n'est que lorsqu'elle est établie que les accidents se produisent. En consignant donc en détail les observations des auteurs, nous ne ferions que les répéter : aussi demandons-nous la permission de résumer ici le résultat de nos 15 observations personnelles.

35 ans.....................	1	cas
30 —.....................	2	—
28 —.....................	3	—
27 —.....................	1	—
25 —.....................	2	—
24 —.....................	1	—
21 —.....................	2	—
20 —.....................	1	—
19 1/2	1	—
19 —.....................	1	—
Total........	15	cas.

Cette observation est conforme à celles qui lui sont antérieures, et nous voyons d'après elle que la première période de l'âge adulte est celle qui prédispose le plus à l'arthrite blennorrhagique. C'est à cet âge d'ailleurs que les fonctions génitales ont acquis toute leur vigueur et que l'homme, par conséquent, est le mieux disposé pour recueillir les déboires de leur exercice immodéré ; c'est enfin aussi, à cet âge, que l'homme s'expose aux diverses causes occasionnelles qui peuvent lui donner naissance (refroidissement, fatigue, excès de toute nature). Nous avons eu beau compulser tous les mémoires qu'il nous a été possible de nous procurer ; recueillir toutes les observations publiées que nous avons pu parcourir, jamais nous n'avons vu que l'arthrite blennorrhagique affectât ou l'enfant ou le vieillard. Cette inutile recherche n'a fait d'ailleurs que confirmer notre observation.

6° *Saison*, *climat*, *pays*. — C'est vainement aussi que nous avons cherché un tableau statistique sur les saisons de l'année qui semblent le plus prédisposer à l'arthrite blennorrhagique. Ce sujet a pu paraître, il est vrai, superflu à ceux qui, considérant cette arthrite comme une simple coïncidence avec le rhumatisme, n'ont pas cru devoir l'en séparer, et lui ont, par conséquent, reconnu les mêmes conditions de développement.

Mais si cette complication est sous la dépendance de la blennorrhagie, si elle est un complément de la lésion uréthrale, si elle est une manifestation de la diathèse blennorrhagique, peu importe que ce soit en hiver ou en été qu'on l'observe ; le froid ou le chaud ne devront rien changer à son mode de production ; l'hiver ou l'été ne devront aucunement influencer son apparition.

L'observation ne justifie ni l'une ni l'autre de ces manières de penser. Les faits que nous avons pu recueillir appartiennent, pour la plupart, à un des services hospitaliers les plus riches sous le rapport des accidents vénériens (service de chirurgie de la Maison municipale de santé); les malades y viennent en toute saison, sans distinction, réclamer les soins que nécessite leur état. Et cependant il y a une notable différence entre les saisons froide ou chaude de l'année. Les deux seules observations que nous ayons recueillies en juin et juillet se rapportent justement à des malades qui ont vu leur arthrite se développer à la suite de bains froids (+ 17°). Les autres sont réparties surtout entre les trois mois de novembre, décembre et janvier.

Janvier....	5	malades.
Mars.	2	—
Avril.....................	1	—
Juin......................	1	—
Juillet	1	—
Novembre......	2	—
Décembre.	3	—
Total........	15	malades.

Les saisons froides semblent donc prédisposer à la production de l'arthrite blennorrhagique.

Il se pourrait bien qu'il en fût ainsi ; on comprendrait alors que Brandes, qui observait en Suède, ait pu donner une observation aussi détaillée et un aperçu si complet de cette maladie. On ne pourrait en dire autant des observateurs allemands.

Au dire du Dr Lewin, le syphiliographe le plus distingué de Berlin, la littérature prussienne ne contient rien à cet égard et ne renferme aucune monographie sur l'arthrite blennorrhagique. Cela ne veut point dire que cette maladie ne s'observe jamais à Berlin. M. le professeur Eulenburg, que je prends ici la liberté de remercier pour les renseignements qu'il a bien voulu me fournir, a eu occasion d'en observer quelques cas dans le service du professeur Bardeleben ; entre autres, une « arthrite double, aiguë, avec inflammation purulente des deux genoux, consécutive à une blennorrhagie uréthrale. »

Nous n'avons pas à examiner quelles circonstances ont pu amener une terminaison par suppuration de l'articulation ; et bien que ce soit là un mode de terminaison bien rare, et que l'observation dont il s'agit soit sous ce rapport pleine d'intérêt, nous ne voulons établir en ce moment que le fait de la rareté de l'arthrite blennorrhagique à Berlin. Cette rareté est indubitable, puisque la complication blennorrhagique articulaire n'a pas encore fixé l'attention des praticiens, et que les traités de pathologie externe ou de maladies vénériennes, qui traitent ce sujet, ne font que rapporter ce qu'en disent les auteurs français.

L'Autriche paraît un peu mieux partagée, scientifiquement j'entends, et cette maladie y est observée et étudiée. Le Dr Fieber a bien voulu mettre à notre disposition quelques faits qui témoignent de l'apparition assez fréquente de cette maladie à Vienne et dans les environs.

Mais l'Italie, sous son beau ciel bleu, paraît à l'abri de ces complications. Ce n'est pas certainement que la blennorrhagie y soit difficile à observer. Vénus ne paraît pas prendre en considération les beautés du ciel; ses coups, au contraire, sont et plus forts et plus nombreux, personne n'en doute. Mais l'arthrite blennorrhagique est, paraît-il, un fait rare, si rare même que MM. Vanzetti et Pinali, de Padoue, n'ont point rencontré un seul cas auquel on pût véritablement réserver le nom d'arthrite blennorrhagique.

En France, au contraire, les travaux nombreux qui s'y sont publiés nous montrent avec quel soin ce point de pathologie y est étudié et expliqué.

6° *Siége*. — Les causes que nous venons de passer en revue sont en quelque sorte générales. Elles intéressent, ou bien l'organisme en entier, ou bien le milieu dans lequel il se trouve ; mais nulle n'a rapport à l'articulation où va se passer la phlegmasie blennorrhagique. Ne pourrait-on pas trouver cependant, sur la place même où va évoluer l'arthrite, la cause prédisposante qui fait que cette complication va siéger plutôt au bras ou au genou qu'au carpe ou au pied ? Si l'on considère, au point de vue symptomatologique, le degré de fréquence de cette maladie à l'articulation du genou, on sera, en effet, tout d'abord conduit à se demander comment il se fait que c'est là le point qui, de beaucoup, est le plus fréquemment atteint. C'est aussi là la raison qui nous a fait ranger la question de siége parmi les causes de la maladie.

Nous empruntons à l'article de M. Fournier le tableau suivant qui, sur un total de 119 cas d'arthrite, montre la relation qui existe entre les diverses articulations où peut siéger l'athrite. Il comprend les observations résumées de Foucard, de Brandes, de Rollet :

N° 1.	Foucart, 18 cas.	Brandes, 34 cas.	Rollet, 28 cas.	Fournier, 59 cas.	Total, 119 cas·
Articulat. du genou	14	28	22	19	83
— tibio-tarsienne	5	14	11	2	22
— des doigts et des ort.	»	8	7	8	23
— coxo-fémorale	»	10	5	1	16
— du poignet	»	6	4	4	14
— de l'épaule	1	6	3	2	12
— du coude	2	»	6	3	11
— temporo-maxillaire	»	1	»	5	6
— médio - tarsienne et métatarsienne	»	»	2	3	5
— sacro-iliaque	»	»	2	2	5
— sterno-claviculaire	»	2	1	»	3
— chondro-costale	»	»	»	2	2
— péronéo-tibiale	»	»	1	»	1
Nombre d'articulat. prises.	22	65	64	54	202

De ce tableau il résulte :

1" Que l'articulation du genou est de beaucoup la plus fréquemment atteinte ;

2° Que les grandes articulations sont plus souvent affectées que les petites ;

3° Que ces dernières néanmoins, contrairement à ce qu'ont avancé certains auteurs, sont assez souvent envahies par le « rhumatisme blennorrhagique » (Fournier).

« Seulement il faut noter qu'elles sont prises presque

toujours *consécutivement* aux grandes et non pas d'emblée » (Cullerier);

4° Que le rhumatisme blennorrhagique peut se limiter à une seule articulation, mais que, bien plus souvent, il est polyarticulaire (18 fois contre 10, d'après Rollet, 27 fois contre 12 d'après la statistique de M. Fournier).

«Ajoutons, que dans l'un et l'autre cas, il coïncide fréquemment avec d'autres manifestations développées sur les séreuses des tendons, les bourses synoviales, les muscles, l'œil, etc. «Il est donc assez rare en somme de le rencontrer exclusivement limité à une seule jointure. »

Le tableau que nous venons de résumer ne contient que 119 cas : aussi avons-nous songé à augmenter le nombre de ces observations. Nous avons recueilli les statistiques de B. C. Brodie (1) et de Sordet (2); nous avons parcouru les journaux de la Gazette des Hôpitaux, de l'Union médicale, du Bulletin de thérapeutique; la Gazette médicale, le Journal de médecine et de chirurgie pratiques, le Journal des connaissances médicochirurgicales; ils nous ont, à eux tous, fourni un nombre suffisant d'observations pour que nous ayons pu en dresser un tableau résumé. C'est dans ces collections diverses que nous avons trouvé des considérations pratiques dues à Blandin, Cloquet, Everard Home, Baudens, Trousseau, Velpeau, Piorry, Potain, Bauchet, Demarquay, Rayer, Chevandier, etc., etc. Nous avons enfin ajouté nos observations personnelles et nous avons ainsi pu dresser les 2 tableaux suivants :

(1) B.-C. Brodie, Maladies des articulations. 1819.
(2) Thèse de Paris. 1859.

N° 2. — *Statistique de B.-C. Brodie et de Sordet.*

	Brodie, 3 cas.	Sordet, 8 cas.	Total, 11 cas.
Articulation fémoro-tibiale..	1 ⎫	.... 3 ⎫	
— — droite..	1 ⎬ 3.	.... » ⎬ 3	6
— — gauche.	1 ⎭	.... » ⎭	
— tibio-tarsienne	»	4	4
Épaule	1	3	4
Coude	1	1	2
Poignets	»	2	2
Pieds	1	»	1
Multiple	1	»	1
Nombre d'articulations prises...	7	13	20

N° 3. — *Relevé statistique des observations recueillies dans divers journaux et des observations personnelles.*

	Journaux, 23 cas.	Voelker, 15 cas.	Total, 38 cas.
Articulat. fémoro-tibiale.	4 ⎫	2 ⎫	
— gauche	5 ⎬ 15.	7 ⎬ 10.	25
— droite	6 ⎭	1 ⎭	
— tibio-tarsienne	2 ⎫	4 ⎫	
— — droite	4 ⎬ 9.	» ⎬ 4.	13
— — gauche	3 ⎭	» ⎭	
— scapulo-humérale	3 ⎫	3 ⎫	
— — droite	2 ⎬ 9.	» ⎬ 3.	12
— — gauche	4 ⎭	» ⎭	
— radio-carpienne	2 ⎫	» ⎫	
— — droite	1 ⎬ 4.	2 ⎬ 4.	8
— — gauche	1 ⎭	2 ⎭	
— huméro-cubitale	4	1	5
— du pied (tarse et métatarse)	1	2	3
— des doigts et orteils	3	1	4
— coxo-fémorale	» ⎫	1 ⎫	
— — droite	» ⎬ 1.	» ⎬ 2.	3
— — gauche	1 ⎭	1 ⎭	
— temporo-maxillaire	1	2	3
— sterno-claviculaire	»	1	1
Membre supérieur	1	»	1
Articulations multiples	»	4	4
Articulations prises	48	34	82

Les 3 tableaux précédents peuvent se résumer en un seul. Il sera plus facile ainsi de vérifier les conclusions auxquelles ils peuvent donner lieu :

N° 4. — *Tableau résumé de la statistique de l'arthrite blennorrhagique.*

	MM. Foucart, Brandes, Rollet, Fournier, 119 cas.	Brodie, Sordet, 11 cas.	Journaux div., Voelker, 33 cas.	Total. 168 cas.
Articulat. du genou.........	83	6	25	114
— tibio-tarsienne.....	22	4	13	39
— de l'épaule.........	12	4	12	28
— des doigts et orteils.	23	»	4	27
— du poignct........	14	2	8	24
— coxo-fémorale.....	16	»	3	19
— du coude.........	11	2	5	18
— temporo-maxillaire.	6	»	3	9
— médio-tarsienne et métatarsienne...	5	1	3	9
— sacro-iliaque......	4	»	»	4
— sterno-claviculaire.	3	»	1	4
— chondro-costale....	2	»	»	2
— périnéo-tibiale.....	1	»	»	1
— du membre supér..	»	«	1	1
— multiple..........	»	1	4	5
Articulations prises...	202	20	82	304

Malgré le nombre plus élevé de cas que nous avons réunis, les conclusions de M. Fournier restent à peu près les mêmes. L'énarthrose est toujours l'articulation la plus prédisposée à subir l'arthrite blennorrhagique, et, de toutes ces articulations, celle du genou gauche est celle qui est le plus fréquemment prise : d'après le tableau n° 3, on voit que le genou gauche a été atteint 12 fois quand le droit ne l'a été que 7 fois, et les genoux, sans distinction, 6 fois.

Dans les autres articulations énarthrodiales l'avantage paraît aussi rester de ce côté. A quoi peut tenir cette différence ? Y a-t-il une raison anatomique qui rende compte de ce phénomène ; nous ne le croyons pas. Les individus qui nous ont présenté l'arthrite se servaient tous de leur main droite ; nul n'était gaucher. Cependant il doit y avoir une raison pour expliquer un pareil résultat ; de plus autorisés que nous résoudront sans doute ce problème.

De ce même tableau (n° 3) il ressort encore ce fait que l'articulation de la hanche est loin d'être celle qui est le plus fréquemment atteinte ; elle ne vient qu'en sixième ligne ; les petites articulations des doigts et des orteils, celles du cou-de-pied sont plus souvent le siége de l'arthrite, et l'observation de M. J. Cloquet semble par cela même ébranlée.

En constatant toujours, d'après ce dernier tableau, que toutes les articulations du corps ne sont point attaquées d'arthrite, nous nous sommes demandé pourquoi, par exemple, les articulations vertébrales ne figuraient pas dans la liste des points affectés. Nous ne nous sommes pas expliqué cette exception et nous avons pensé que si l'arthrite blennorrhagique n'a pas été observée sur les articulations des vertèbres entre elles et vertébro-costales, c'est que l'attention n'était pas éveillé sur ce point. Dès qu'il aura été, une première fois, bien constaté que la blennorrhagie uréthrale peut donner lieu à cette nouvelle complication ; dès qu'une observation en aura été publiée, les faits se présenteront sinon fréquemment, du moins assez souvent pour que la clinique puisse en tirer parti.

Il n'y a pas de raison absolue pour que telle articulation soit atteinte, pour que telle autre soit à l'abri de tout accident ; l'identité de texture de l'une et de l'autre les expose, les prédispose, toutes les deux, à subir l'influence blennorrhagique. S'il en est qui sont plus fréquemment le siége d'un mouvement fluxionnaire, c'est qu'elles se trouvent dans des conditions meilleures pour être affectées ; c'est qu'elles sont plus directement exposées aux causes purement occasionnelles de l'arthrite blennorrhagique.

Causes occasionnelles. — Ces causes sont assez nombreuses. On y a tour à tour rangé le froid, l'humidité, la fatigue des articulations, la surexcitation qu'amènent les rapports sexsuels etc., etc. Examinons-les brièvement chacune en particulier.

1° *Froid, humidité.* —Dès qu'il s'agit d'une affection siégeant sur une articulation et présentant une analogie quelconque avec le rhumatisme articulaire, la première idée qui se présente à l'esprit est celle du froid comme cause déterminante de la maladie. Cela est tout naturel ; et les auteurs n'ont pas manqué de faire intervenir cette circonstance. MM. Ricord, Lagneau, Foucart ont, en particulier, rapporté des faits où l'influence du froid a été manifeste. Dans la *Bibliothèque médicale* (t. LXVII, p. 282) nous trouvons une observation de M. Roche ; dans le *Bulletin général de thérapeutique* (t. XXXII, p. 299) nous en trouvons une autre recueillie dans le service de Martin-Solon, et, dans les deux cas, le refroidissement est indiqué comme cause productrice de l'arthrite. Baumès (*Traité de la syphilis*, 1840, p. 27) nous dit aussi qu'un « refroidissement pris par un individu affecté de

blennorrhagie , une suppression plus ou moins brusque
de la transpiration , le séjour dans un appartement humide, etc., etc., toutes ces circonstances font développer un rhumatisme articulaire, surtout si l'individu est
favorablement disposé à cette maladie. » Enfin la grande
expérience de Billroth, qui doit certainement entrer en
ligne de compte, nous apprend qu'il a plusieurs fois
observé « l'inflammation articulaire gonorrhéique à la
suite de refroidissements survenus dans le cours d'une
chaudepisse aiguë. »

Mais cette opinion est loin d'être générale et absolue,
et tous les auteurs ne pensent pas que cette cause soit
bien efficace; quelques-uns vont jusqu'à lui refuser toute
influence. « Sera-ce le refroidissement auquel on s'expose quand on contracte la blennorrhagie, dit l'un, qui
pourra donner naissance à l'arthrite? Mais dans ce cas
on peut contracter autre chose qu'une blennorrhagie ;
par exemple une balanite, un chancre, simple ou in-
fectant, et alors on n'a pas d'arthrite : le froid n'a donc
joué aucun rôle. » (Sordet.)

Les bains donnés pendant la blennorrhagie en se-
raient-ils la cause? « Les bains, nous répond-on encore,
sont rarement la cause d'un rhumatisme ; et l'on a vu
des rhumatismes naître dans le cours d'un blennorrhagie, le malade n'ayant pas encore pris de bain ou même
n'en ayant jamais pris. »

D'autres enfin nous assurent que le refroidissement,
l'humidité sont absolument étrangers, au moins dans
l'énorme majorité des cas, à la production des accidents
articulaires. (Fournier, Texier, etc.)

Nos observations ne nous permettent pas de conclure
entièrement à la nullité de cette influence; quelques-

unes, en effet, ne reconnaissent point pour cause un froid ou humide ou sec, ou subit ou prolongé. Mais la plupart relatent des faits d'arthrite survenue après un refroidissement quelconque (bain froid ou autre).

Les trois observations suivantes ne laissent pas de doute sur cette question :

OBSERVATION III.

Arthrite blennorrhagique multiple des deux articulations du tarse et du genou droit ; longue durée des symptômes; augmentation de volume des extrémités articulaires (1) Amélioration.

P..... est âgé de 21 ans, il est élève à l'Ecole vétérinaire de Toulouse, et couché à l'infirmerie le 30 janvier 1868, où je le vois pour la première fois. Né de parents sains, ne présentant aucune diathèse, ce jeune homme est d'une constitution moyenne, d'un tempérament lymphatique très-accusé; il affirme avoir jusqu'ici joui de la meilleure santé, bien qu'il se soit maintes fois exposé à contracter telle ou telle autre maladie par les excès de toute nature auxquels il s'est livré.

Le 8 octobre 1867, il s'aperçut d'un écoulement uréthral sur-venu chez lui trois jours après avoir connu une femme prétendue saine. La blennorrhagie étant très-abondante, il se contente néan-moins de n'user que des émollients; l'écoulement persiste. A quatre ou cinq jours d'intervalle, il prend 3 bains de siége, et ne croit pas, dit-il, avoir pris froid à la sortie de ces bains simples. Une nuit cependant, se trouvant en sueur, il se lève pour boire une tasse de tisane de graine de lin; il se sent froid et ne peut se réchauffer dans son lit. Le lendemain matin, 20 octobre, une douleur vive se manifeste dans les articulations des deux pieds, et une arthrite bien caractérisée commence à se développer et à suivre ses phases; aujourd'hui encore, trois mois, après cet accident, il reste un peu d'augmentation dans le volume des pieds et aussi un peu de douleur.

Le 25 octobre, la maladie articulaire s'amende du côté du pied,

____

(1) Observation due à l'obligeance de M. le professeur Batut, chi-rurgien de l'Ecole impériale vétérinaire de Toulouse.

mais le genou droit devient le siége d'une tuméfaction considérable, et une arthrite, avec hydarthrose, force le malade à s'aliter complétement. Un premier vésicatoire est aussitôt appliqué sur l'articulation, et la douleur s'amoindrit un peu. Le volume lui-même, qui d'abord s'était rapidement accru, marche vers une diminution qui laisse espérer une guérison très-prochaine.

Sur ces entrefaites, le 1ᵉʳ novembre, survient une diarrhée abondante et opiniâtre, colliquative ; un traitement convenable est institué et cette complication est enfin enrayée vingt jours après son début. L'arthrite pendant ce temps est restée stationnaire, et, depuis lors, malgré le repos auquel on condamne le malade, malgré l'application de nouveaux vésicatoires, l'articulation fémoro-tibiale droite est restée volumineuse; aujourd'hui, 30 janvier, elle est encore tuméfiée, uniformément développée en forme de fuseau, sans bosselures ; elle mesure 16 centimètres dans son diamètre transverse, 18 dans le diamètre longitudinal ; sa circonférence centrale, au-dessus de la rotule, mesure 48 centimètres, au lieu de 41, circonférence du genou gauche prise au même niveau. On perçoit facilement la sensation de fluctuation, et la rotule paraît distante des surfaces articulaires de 1 centimètre environ ; on n'a aucun sentiment de corps étranger articulaire ; les surfaces osseuses paraissent saines ; tout semble se passer dans les tissus fibreux et la synoviale. La douleur, d'ailleurs, est peu marquée ; les mouvements de flexion et d'extension, possibles, quoique difficiles ; le malade, malgré la défense expresse de se tenir debout, a toujours marché et encore aujourd'hui il se promène dans sa chambre.

Du reste, il va bien, il n'a aucun accident du côté du cœur ou des autres viscères ; il mange, boit et dort bien ; la blennorrhagie a complétement disparu depuis le 15 décembre 1867.

OBSERVATION IV.

Arthrite blennorrhagique du genou gauche ; hydarthrose. Guérison.
(Maison municipale de santé, service de M. Demarquay.)

Le 14 juin 1865, entre à la Maison de santé, un jeune homme, âgé de 25 ans, commerçant, né à Orléans, atteint d'accidents blennorrhagiques.

X..... est brun, d'une taille moyenne, d'une constitution qui laisse à désirer et d'un tempérament lymphatique très-prononcé ;

vacciné, non-variolé; ses parents n'ont jamais eu ni rhumatisme, ni goutte, ni gravelle.

Ce malade nous raconte qu'à l'âge de 8 ou 9 ans il a éprouvé des douleurs vagues dans les parties inférieures des deux jambes, peau, muscles, articulations; ces douleurs ont disparu sous l'influence de quelques poudres et de quelques sueurs.

A 22 ans, il a eu une chaudepisse qui a duré trois mois; traitée par les moyens ordinaires, elle n'a donné lieu à aucune complication.

Il y a trois semaines, deuxième chaudepisse, survenue huit jours après le coït; elle coule abondamment pendant une semaine et se suspend ensuite tout d'un coup au sortir d'un bain froid que X.... est allé prendre à la Seine. Deux jours après, roideur dans le genou gauche; douleur supportable, mais continue en ce point, la nuit se passe assez calme. Le lendemain X.... revient au bain et en sort au bout d'un quart d'heure avec un genou plus lourd et plus douloureux ; l'écoulement ne reparaît pas. Surpris de cet accident, X...., va le lendemain prendre un bain russe et se fait faire une friction au bain; mais alors il a une grande difficulté à marcher et ne peut qu'avec beaucoup de peine arriver chez lui. Rentré dans sa maison, il lui tarde de se reposer ; ce n'est pourtant que le soir en se couchant qu'il constate un gonflement énorme du genou.

L'articulation est tendue, douloureuse, immobile; la nuit se passe agitée et sans sommeil. L'écoulement n'a pas reparu. Après huit jours de repos, le genou ne diminuant pas de volume et restant presque aussi sensible, X.... entre à la Maison de santé.

Le 14 juin 65. Le genou gauche est très-volumineux, il mesure 18 centimètres dans le sens vertical et 14 dans le sens transversal. Il est fortement bombé en avant, et la rotule soulevée paraît distante des surfaces articulaires du fémur d'environ 3 centimètres. La fluctuation y est évidente; la douleur peu marquée aujourd'hui rend cependant tout déplacement impossible, car alors elle devient très-vive.—Tisane de chiendent, 2 pots; vésicatoire volant sur le genou, 2 degrés; bordeaux, 250 gr.; eau de Spa.

Le 15. L'écoulement reparaît peu abondant et fluide; le vésicatoire a beaucoup donné et le volume du genou paraît diminué. Douleur insupportable.—Pansement du vésicatoire avec un peu de chlorhydrate de morphine; même traitement, opiat.

Le 18. Le volume du genou a diminué très-rapidement; il ne

mesure plus que 15 et 12 centimètres dans ses 2 diamètres vertical et transversal. La rotule n'est mobile ni dans le sens latéral, ni dans le sens antéro-postérieur. On sent encore un peu de liquide dans la synoviale du genou, mais seulement sous le tendon du droit antérieur; il n'y en a pas à la partie inférieure. La douleur ne se fait sentir qu'en haut; elle permet quelques légers mouvements articulaires. Rien d'anormal dans les systèmes circulatoire, respiratoire ou digestif, sommeil calme. — 2 degrés, chiendent, opiat, bordeaux, 250 gr.; pansement au cérat; immobilité du membre; repos au lit sans appareil.

Le 20. Diminution notable encore du genou; il a presque repris le volume normal; la douleur persiste cependant; la pression révèle au toucher l'augmentation légère du volume des extrémités osseuses articulaires fémoro-tibiales. — Même traitement; appareil inamovible dextriné.

Le 30. Le malade fatigué de son séjour au lit, ne ressentant d'ailleurs aucune douleur, aucun malaise, demande à se lever.

5 juillet. On enlève l'appareil dextriné; le genou gauche ne présente rien de particulier à l'œil, mais à la pression on trouve un peu de tuméfaction osseuse. Néanmoins le malade ne se plaignant pas, n'éprouvant aucune incommodité, demande sa sortie qui est autorisée le 8 juillet 65.

OBSERVATION V.

Arthrite blennorrhagique du genou gauche; hydarthrose. Guérison.
(Maison municipale de santé, service de M. Demarquay.)

X..., âgé de 19 ans et demi, employé de commerce, entre, le 29 mars 1867, à la Maison de santé pour une hydarthrose du genou gauche.

Ce jeune homme, d'une taille élevée, d'une constitution forte et précoce, n'en a pas moins un tempérament lymphatique très-prononcé. Son père est sous l'influence d'une diathèse arthritique ou rhumatismale; il a souvent des douleurs dans diverses parties du corps. Sa mère ne présente rien de particulier.

X... n'a jamais été malade; dans son enfance, pas de gourmes, pas de croûtes, pas d'adénite, pas d'abcès. Vacciné, non variolé.

Il y a trois semaines, coït suspect, deux fois répété et ayant amené une lassitude presque immédiate, ce qui est loin d'être ordinaire à X... Huit jours après, apparition d'un écoulement par l'urèthre, abondant, épais, peu douloureux. Pour se traiter, le malade continue d'aller à son magasin, prend quelques émollients et des bains. Au bout d'une semaine de tels soins, le lendemain d'un bain, le malade s'aperçoit qu'il a des douleurs vives dans les deux mollets; sans trop s'en préoccuper, il se repose ; mais, dans la nuit suivante, le genou gauche devient le siége d'une douleur très-vive et d'un gonflement qui le forcent quand même à garder le lit. Le lendemain (il y a six jours), le genou est le siége d'une tuméfaction considérable ; le moindre contact y détermine une vive douleur ; tout mouvement est impossible. C'est alors qu'il se fait transporter dans le service de M. Demarquay.

Le 30 mars, on trouve que le genou gauche est d'un tiers plus considérable que le droit ; il y a une différence de 7 centimètres dans la mensuration de la circonférence de ces deux articulations. La coloration de la peau n'est pas changée, mais il y de la chaleur et de la douleur à la palpation ; il y a un peu de liquide intra-articulaire, mais peu ; léger empâtement péri-articulaire. L'écoulement par l'urèthre est à peine sensible. (Immobilité du membre pelvien placé dans une gouttière en fil de fer; on l'enveloppe d'ouate; on le maintient avec une bande: 2 degrès; tisane de chiendent.)

Le 1er avril. Bonne nuit; sommeil; douleur moins vive; pas de fièvre. (On change l'appareil.) Il y a moins de liquide dans l'articulation.

Le 3. L'écoulement persiste quoique peu marqué; miction facile et indolore; urines claires; garde-robes normales. (10 gr. cubèbe matin et soir

Le 5. En renouvelant l'appareil pour constater l'état de l'hydarthrose, on constate encore la présence d'un peu de liquide dans le genou; douleurs moindres; appétit. (Vésicatoire.)

Le 6. Le vésicatoire a beaucoup coulé; le malade n'a pris qu'une fois du cubèbe.

Le 8. Le malade a bien pris son cubèbe; plus d'écoulement, plus de douleur autre que celle du vésicatoire. (Repos au lit.)

Le 10. Plus trace d'épanchement dans le genou: néanmoins celui-ci reste empâté, volumineux comme au jour de l'entrée du malade; on ne sent pas de mobilité exagérée dans les surfaces articulaires. (Ouate. Bandage dextriné inamovible autour du genou. 2 degrès, vin de Bordeaux. Tisane de chiendent. Eau de Spa.)

Le 30. Jusqu'à ce jour le malade se trouve dans un état de bien-être qu'il voudrait voir se continuer toujours. Le séjour au lit lui a cependant fait perdre un peu d'appétit. (On lève l'appareil dextriné.)

Le 1ᵉʳ mai. Amélioration notable. Mensuration du genou gauche : diamètre, 9 centimètres 1/2; circonférence, 37 centimètres. Genou droit : diamètre, 8 centimètres 1/4; circonférence, 34 centimètres. Néanmoins il y a toujours de l'empâtement; les mouvements sont impossibles; nul doute qu'il y ait là altération du tissu fibreux; pas de rougeur inflammatoire, pas de douleur. Le malade est pâle, anémique, blême; il mange bien néanmoins, boit bien, dort bien. (Nouveau bandage dextriné.)

Le 12. On lève l'appareil. Mêmes dimensions du genou; impossibilité de lever la jambe et par conséquent de marcher. La pâleur est toujours très-prononcée; l'amaigrissement considérable. Rien au cœur, pas de trouble viscéral. (Nouvel appareil dextriné. Potion avec iodure de potassium, 1 gramme. Même régime.)

Le 25. Levée de l'appareil; le genou a repris ses dimensions normales; toute douleur a disparu; mais les mouvements sont difficiles.

Le 28. Après trois jours d'exercice, le malade, qui s'ennuie à l'hôpital, pense pouvoir aller chez lui; il gardera encore un peu sa chambre et continuera de prendre l'iodure de potassium. Il sort donc dans une bonne voie d'amélioration rapide.

Il ne nous est donc pas permis de conclure, avec quelques auteurs, que l'humidité, le refroidissement ne jouent *aucun rôle* dans la production des accidents articulaires. Sans être une cause réelle d'arthrite blennorrhagique, ils en facilitent le développement, en provoquent la production, et tel malade atteint de blennorrhagie uréthrale verra survenir une arthrite, s'il s'expose à une cause réfrigérante, qui sera indemne de toute complication articulaire, s'il observe une hygiène très-rigoureuse.

Dans l'observation n° 1, que nous avons déjà rapportée, nous avons vu, en effet, ce malade attendre en vain l'affection articulaire. L'absence d'une manifestation qui n'avait jamais fait défaut aux blennorrhagies précédentes reconnaît-elle pour cause l'hygiène extrêmement sévère à laquelle on a soumis ce malade, qui n'a pas quitté sa chambre? Nous le pensons.

Nous n'accordons donc au froid qu'un rôle très-secondaire dans la production de l'arthrite ; mais nous croyons qu'il n'y est pas étranger : et nous arrivons ainsi facilement à cette conclusion, en thérapeutique, que, chez certaines natures prédisposées, il faut être sobre de bains ou autres médications qui peuvent exposer le malade à un refroidissement quelconque.

2° *Cubèbe; copahu.* — On a dit aussi que le traitement de la blennorrhagie par le poivre cubèbe ou le copahu pouvait donner naissance à l'arthrite blennorrhagique.

Velpeau « l'avait assez fréquemment observée pour ne pas craindre d'affirmer que les malades qui n'ont subi aucun traitement en sont, pour le moins, aussi susceptibles que les autres. »

Vidal (de Cassis), tout en admettant que la supression brusque de l'écoulement peut donner lieu à l'arthrite, croit cependant à l'innocuité complète du copahu ; il ajoute d'ailleurs qu'on voit très-souvent survenir le gonflement des articulations sans qu'il y ait eu aucun traitement.

Comprend-on, en effet, qu'on ait pu soutenir une pareille thèse, alors que l'emploi des balsamiques, du cubèbe surtout, contribue au contraire, pour une large part, à la guérison de la blennorrhagie.

L'axiome *Sublatâ causâ, tollitur effectus* ne serait donc plus vrai, puisque la blennorrhagie est la cause première de l'arthrite. Il est bien plus naturel de penser que le traitement, qui a pour but de guérir la maladie qui amène l'arthrite, sera aussi celui qui prédisposera le moins à la complication articulaire ; bien plus ce sera celui-là même qui la guérira. Et, en effet, les cas dans lesquels l'arthrite a cédé à l'usage des balsamiques, sont cités en grand nombre dans les auteurs. François Ribes (*Mémoire sur l'emploi du copahu à haute dose dans la gonorrhée et l'engorgement consécutif du testicule*, *Revue médicale*, tome IX) rapporte deux cas contre lesquels fut employé, avec succès, le baume de copahu, à la dose de 12 à 15 grammes par jour. Laënnec donnait également à ses malades le copahu à haute dose et s'en trouvait bien. Enfin Ricord et Halgrin (thèse; Paris, 1864) rapportent des exemples de guérison d'arthrite par l'usage de cet agent thérapeutique.

Nous ne voulons que signaler les autres causes occasionnelles, telles que les *fatigues*, les *efforts*, les *excitations de toute nature*, une *alimentation particulière*, etc., etc.

Toutes ces causes sont peu importantes; ou du moins leur action n'est-elle pas encore connue.

3° *Suppression de l'écoulement.* — Mais il en est une dernière sur laquelle nous voulons revenir un instant, bien qu'elle nous ait occupé à propos des causes prédisposantes : nous voulons parler de la blennorrhagie.

Nous avons vu que la présence de l'inflammation spécifique du canal de l'urèthre était la condition *sine quâ non* de l'arthrite ; mais dans quelles conditions se trouve cette inflammation lors de l'invasion de l'arthrite? Quel élément doit survenir pour qu'il y ait arthrite? Quelle est enfin la cause occasionnelle qui va provoquer le développement de la maladie articulaire?

On a dit que, dès que l'écoulement se supprimait, l'arthrite apparaissait avec tous ces symptômes, faisant suite, en quelque sorte, à l'uréthrite supprimée. En parlant de l'opinion de Rollet, nous avons eu occasion de voir qu'il n'en était pas toujours ainsi. Quelquefois, il est vrai, l'écoulement se supprime, sans qu'il soit besoin pour cela de donner ou du cubèbe, ou du copahu. Quelquefois, sous l'influence d'un froid subit ou prolongé l'uréthrite disparaît entièrement et se remplace par une arthrite. Mais il n'en est pas toujours ainsi ; et, dans bien des cas, la blennorrhagie a continué sa marche, sans paraître influencée par la présence de l'arthrite.

Entre autres exemples, nous apportons celui qui nous est fourni par M. Demarquay et consigné dans *la France médicale* en 1860 : Il s'agit d'un commis voyageur qui, entré le 22 mars à la Maison municipale de santé pour une hydarthrose du genou droit en est sorti le 14 avril, guéri de son arthrite, mais ayant conservé l'écoulement blennorrhagique qu'il avait en entrant et qui était la cause de son affection articulaire.

Nous joignons à ce fait une observation personnelle, et nous espérons ainsi établir, sans conteste, que l'arthrite blennorrhagique peut survenir, évoluer et disparaître, sans que la blennorrhagie paraisse le moins du monde influencée.

OBSERVATION VI.

Arthrite blennorrhagique du genou gauche.
(Observation recueilllie à la Maison municipale de santé, service de M. Demarquay.)

M. X....., garçon épicier, âgé de 19 ans, d'un tempérament lymphatique, entre à la Maison municipale de santé, le 3 janvier 1865, au n° 7 du 2ᵉ étage.

Il n'a jamais été malade, et pour la première fois aujourd'hui il est porteur d'une blennorrhagie assez intense qu'il a depuis trois jours, et pour laquelle on lui prescrit des bains, des boissons adoucissantes et le repos. L'écoulement, sous cette influence sans doute, devenu moins épais et moins abondant, suivait une voie rapide d'amélioration lorsque tout à coup, sans cause, sans prodromes, à la visite du 8, au matin, le malade se plaint d'une douleur violente dans l'articulation du genou gauche.

Celui-ci est examiné, et il se présente en effet tuméfié et contenant une quantité de liquide évaluée à près d'un demi-verre à liqueur. La mensuration donne, en avant de la rotule, 37 centimètres de circonférence, tandis que le genou droit ne donne que 32 centimètres. Il n'y a pas de rougeur d'ailleurs, et la température y est à peine élevée, si même elle n'est égale à celle de l'autre genou. — 15 sangsues, cataplasmes, eau de Sedlitz.

Le 9 janvier. La tuméfaction a un peu diminué; le genou mesuré au même niveau ne donne plus que 35 centimètres et demi; la douleur aussi est beaucoup moindre; le malade qui n'avait pu reposer la nuit précédente a eu celle-ci un sommeil bien réparateur. — Badigeonnage à la teinture d'iode, 2 degrés, tis. de chiendent.

Le 12. Le genou continue à diminuer; la douleur persiste encore; l'écoulement n'a pas changé depuis le jour de la manifestation articulaire. — Même traitement.

Le 15. Rien de nouveau. Pas de complications du côté de la circulation ou des autres fonctions; pas de trouble digestif; sommeil. — Persistance de l'écoulement.

Le 18. Il y a encore un peu d'eau dans l'articulation.—Même traitement, repos.

Le 20. Le genou a repris son volume normal; il n'y a ni gonflement, ni douleur, pas même gêne dans l'articulation fémorotibiale. Mais l'écoulement persiste; il n'y a rien au cœur, nulle douleur en un point du corps. — 20 grammes cubèbe matin et soir.

Le 25. Après avoir, pendant plusieurs jours, suivi le traitement de la blennorrhagie par le poivre cubèbe, le malade n'ayant éprouvé rien d'anormal, se trouvant en parfait état d'ailleurs, demande à rentrer chez lui. Il sort en effet guéri de l'affection articulaire et en même temps de la blennorrhagie uréthrale.

Imbus des idées humorales, les anciens admettaient que la suppression brusque de l'écoulement déterminait l'arthropathie blennorrhagique. « Lorsque la blennorrhagie se complique de rhumatisme, disait-on, l'écoulement diminue beaucoup ou cesse tout à fait. C'est que l'humeur blennorrhagique a éprouvé une déviation, en suite de laquelle une métastase s'opère sur les articulations. Le rhumatisme est bien évidemment blennorrhagique, car il est dû au même principe, mais transporté et agissant sur un autre terrain. »

Mais ce qui semblait si clair aux anciens ne nous le semble plus autant maintenant. L'observation plus attentive est venue démontrer que l'écoulement est loin de se supprimer ordinairement, et que souvent au contraire il persiste avec la même intensité; on vient d'en voir un exemple.

Nous avons même dit ailleurs que lorsque l'arthrite survenait chez un sujet atteint d'uréthrite chronique, celle-ci se ravivait au moment où allait apparaître l'arhrite. C'est ainsi qu'un individu qui croyait être mal guéri d'une blennorrhagie, s'étant avisé de la faire reparaître, vit aussi survenir une arthrite blennorrhagique dès que l'écoulement eut acquis son acuité première. (*Journal de médecine et de chirurgie pratiques*, art. 3218.)

Ordinairement cependant l'inflammation uréthrale devient moins vive, et l'écoulement moins abondant; quelquefois ce dernier se supprime tout à fait. Faut-il s'étonner de ce résultat? Sans entrer ici dans une théorie que nous chercherons cependant à établir plus loin, ne suffirait-il pas de l'inflammation articulaire pour expliquer cette disparition ou cet affaiblissement de l'écoulement? Il se peut que l'action en quelque sorte révulsive opérée par l'inflammation de l'articulation du genou, par exemple, suffise pour modifier l'uréthrorrhée. On a vu, en effet, il y a quelques années, un médecin anglais, Deane, se fonder sur la révulsion et sur la sympathie qui lie les articulations, et surtout celle du genou, à l'urèthre, proposer de traiter les suintements chroniques par l'application de larges vésicatoires sur les genoux, et citer vingt cas de guérison à l'appui de sa méthode. Cette suppression ou cette diminution de l'écoulement dans les cas d'arthrite n'a donc rien qui doive nous surprendre. Du reste, cette réaction n'est peut-être pas aussi fréquente qu'on l'a prétendu, car M. Rollet n'a vu qu'une fois la suppression de l'écoulement.

Ainsi il n'y a rien, dans tout cela, qui puisse faire admettre l'influence si grande qu'on a attribuée, dans le développement de l'arthrite, à la suppression de la blennorrhagie, et M. Foucart eut bien pu ne pas se baser sur ce signe équivoque, pour donner une division de l'arthrite blennorrhagique en trois espèces distinctes. M. Bonnet surtout, dans sa division, qui ressemble beaucoup à la précédente, n'a pas été dans le vrai quand il n'a admis, comme véritablement blennorrhagique, que la troisième espèce d'arthrite, celle qui suit la suppression d'un écoulement.

Cause générale. — Pour en finir avec l'étiologie de l'arthrite blennorrhagique, nous signalerons enfin cette opinion des anciens, qui attribuait la persistance de ces douleurs : « 1° à l'acrimonie que le sang avait contractée par le mélange du virus ; 2° à la trop grande viscosité de la lymphe et du sang ; 3° aux relâchements que les fréquents dépôts précédents avaient causés aux fibres des

ligaments, des tendons et des membranes des muscles. »
(Astruc, *Traité des maladies vénériennes* (1745). Aussi le
traitement consistait-il à combattre ces trois causes. Ils
prescrivaient donc, dans le premier cas, des laitages,
des bouillons, des herbes tempérantes, des eaux miné-
rales acidules. Dans le second, de doux sudorifiques,
des bouillons de vipère ou de couleuvre. Dans le troisième, des frictions sèches, des onctions avec les graisses
d'ours, d'homme, de vipère, de l'huile de scorpion, les
exercices du corps à jeun, des vêtements de laine et des
eaux thermales. »

Combien sont loin de nous de pareilles idées, et quelle
distance n'y a-t-il pas entre ces vagues hypothèses des
anciens et le précis de l'observation actuelle?

Pour nous résumer donc, nous pouvons établir que,
si l'arthrite blennorrhagique est soumise à des causes
prédisposantes, elles ne ressemblent aucunement à celles
du rhumatisme. Les causes occasionnelles ne sont elles-
mêmes, à proprement parler, que des adjuvants, des
circonstances qui favorisent son développement. La
blennorrhagie seule reste à la fois et cause prédisposante et cause occasionnelle : c'est d'elle que relève entièrement l'arthropathie blennorrhagique.

CHAPITRE III.

SYMPTOMATOLOGIE.

Dans un article de la *Gazette des hôpitaux* (1848, p. 396),
dû à la plume de Robert, sous l'inspiration de M. Ricord,
il est écrit que l'arthrite blennorrhagique *n'a point de
caractère particulier*, et que la coexistence de la blennor-

rhagie *seule* peut en établir le diagnostic, celle-ci en étant la cause efficiente.

Une affirmation aussi exclusive, partie de si haut, mérite sérieuse considération, et nous éprouvons le besoin d'examiner les faits avec un soin tout particulier, afin de vérifier l'assertion d'un tel maître.

Et d'abord constatons, avec M. Fournier, que l'arthrite blennorrhagique peut se présenter à l'observateur sous trois formes, ainsi résumées par l'auteur de cette distinction. *Première forme :* hydarthrose avec l'ensemble symptomatique propre à cette affection, c'est-à-dire indolence, absence de réaction locale ou générale, abondance remarquable de l'épanchement articulaire, tendance à la chronicité. *Deuxième forme :* rhumatismale ou arthritique (Fournier); celle-ci s'éloignant de la précédente par les symptômes d'une réaction locale qui se rapproche du rhumatisme aigu parfois même de l'arthrite. *Troisième forme :* douleurs; dans ce dernier cas, les manifestations ne consistent qu'en de simples douleurs articulaires sans épanchement, sans lésions appréciables des jointures.

Reprenons chacune de ces formes en particulier, et voyons ce que personnellement il nous a été donné d'observer.

Hydarthrose. — De beaucoup la plus fréquente de toutes, cette forme de l'arthrite s'observe cependant rarement dans les petites articulations. Cela est si vrai, que c'est cette même hydarthrose qui, au genou, a donné naissance aux premiers travaux de Swediaur sur ce point. Aussi croyait-on tout d'abord que l'arthrite blennorrhagique était particulière au genou. Plus tard, on établit sa présence dans les autres grandes articulations, et ce n'est enfin qu'en dernier lieu qu'on a pu la constater soit au carpe, soit aux doigts de la main ou du pied. Cette hydarthrose blennorrhagique fait son apparition à des périodes assez variables de l'écoulement. On l'a vue se développer au cinquième, au huitième jour, mais, en général, elle n'apparaît guère qu'à une époque plus éloignée. En général c'est du sixième au quinzième jour; quelquefois dans le courant du deuxième ou du troisième mois. Nous avons vu des malades dont nous ne rapportons pas les observations, il est vrai, qui, ayant eu une blennorrhagie, ont cru avoir un rhumatisme ordinaire deux ans plus tard. Nous avons eu beau interroger les antécédents, l'hérédité, la symptomatologie; rien, excepté le traitement, n'a pu justifier le diagnostic de rhumatisme qui avait été porté. Nous n'osons cependant affirmer que ce soit là une variété d'hydarthrose blennorrhagique. Les faits nous manquent, sans doute, pour justifier notre pensée; mais nous croyons que l'observation, désormais dirigée dans ce sens, viendra bientôt trancher la question.

Quels que soient d'ailleurs le lieu où elle siége et la période plus ou moins rapprochée du début de la blennorrhagie où elle se montre, l'hydarthrose débute en général d'une manière insidieuse; elle apparaît donc subitement, il est vrai; mais, lorsqu'elle a acquis le volume qu'on lui constate, dès qu'on s'aperçoit de son existence, elle est déjà de vieille date; elle n'apparaît pas *soudain* (Velpeau), c'est-à-dire qu'elle ne donne l'éveil au malade que lorsqu'elle a déjà acquis un grand développement. Aussi, au premier abord, croirait-on, nous le répétons, qu'elle vient de débuter, alors que déjà elle est en voie de formation depuis plus longtemps. C'est ainsi qu'un malade, bien portant la veille, est tout surpris de voir au matin son genou gonflé, quelquefois doublé de volume. Dès qu'elle est apparue, elle prend aussitôt un accroissement considérable, dans la plupart des cas du moins. La quantité de liquide varie, sans doute, avec chaque articulation, mais elle est assez grande pour donner très-facilement la sensation de fluctuation dans l'article malade. Au cou-de-pied elle permet facilement de déprimer l'espace intermalléolaire; au carpe, la pulpe de l'index suffit seule pour révéler l'existence d'une assez grande quantité (relative) de liquide ; au genou, elle soulève complétement la rotule. Rarement, il est vrai, deux articulations sont prises en même temps d'hydarthrose. Cependant ce fait ne serait pas une exception, et on a quelquefois eu l'occasion d'observer une hydarthrose double ou même multiple. Seulement alors il est de règle que l'articulation primitivement affectée subisse une amélioration notable dès que la seconde devient le siége de l'hydropisie. Cette accumulation de liquide dans l'articulation a pour résultat inévitable de déformer les jointures, d'y produire de la tuméfaction, de la fluctuation, etc. Mais la déformation des articulations n'est pas toujours la simple conséquence d'un épanchement intra-articulaire ; et les auteurs qui ont avancé que la tuméfaction était toujours due à l'épanchement séreux qui s'était fait subitement, et à un certain degré d'inflammation ou d'hypersécrétion de la synoviale, se sont, craignons-nous, un peu trop compromis. Les tissus voisins sont souvent intéressés au mouvement fluxionnaire qui s'est produit en ce point. Les parties fibreuses périphériques, les os mêmes concourent quelquefois à mettre en évidence cette tuméfac tion, et il est des cas non douteux où la déformation était prononcée, la tuméfaction considérable, et où il n'y avait pas ou presque pas d'épanchement. Cela s'observe rarement, il est vrai, au début de la maladie, mais cela se voit cependant. Texier en rapporte un exemple.

Quoi qu'il en soit, l'hydarthrose blennorrhagique est un symptôme qui acquiert assez rapidement, en quelquelques heures, son summum de développement. Sa période d'augmentation varie de huit ou dix heures à trente-six ou quarante heures. Mais bien autrement long est le temps qu'elle met à disparaître ; si rapide à se produire et à prendre un haut degré de développement, elle présente presque toujours une lenteur remarquable à se résoudre, et parfois une tendance désespérante à la chronicité. C'est dans ces dernières circonstances qu'on voit les parties voisines, tissu fibreux ou osseux, prendre part à l'engorgement et concourir alors à ces déformations dont nous avons parlé et dont nous avons un remarquable exemple dans notre neuvième observation. Il est difficile d'assigner par conséquent une limite exacte à la durée de l'hydarthrose blennorrhagique puisque quelques auteurs l'ont vue se prolonger six et huit mois !

Au reste, elle est loin de provoquer toujours cette douleur intolérable qui, à elle seule, a pu quelquefois suffire pour caractériser l'arthrite blennorrhagique. Elle semble, au contraire, servir de limite à la douleur, car sa formation amène souvent une sorte de détente qui procure au malade un semblant d'amélioration. La douleur était vive, très-vive même, jusqu'au moment où est apparue l'hydarthrose ; alors il y a eu un peu de calme et celle-ci a évolué sans encombre. Dans quelques cas, elle a pu passer inaperçue, et les malades, se croyant guéris de leur mal au genou, ont été désappointés quand ils ont remarqué cette grosseur énorme qui, à un moment donné, a gêné leur marche ordinaire : car c'est pendant ce temps, en effet, que souvent se révèle l'hydarthrose. D'autres fois, au contraire, elle est très-douloureuse et le moindre contact y détermine une acuité telle que le patient pousse des cris à la moindre pression.

Laissant de côté ce seul caractère de la douleur, nous ne trouvons plus guère aucun symptôme qui nous puisse faire soupçonner la gravité de cette forme. Généralement, en effet, il y a absence totale de mouvement fébrile ; conservation de la teinte normale des téguments au niveau de l'article ; enfin, défaut de troubles généraux ou sympathiques. Il ne faudrait pourtant pas être trop absolu. Dans quelques circonstances, bien rares, il est vrai, il y a eu du frisson et de la fièvre, précédant l'établissement de l'hydarthrose. Cette fièvre a même persisté pendant presque toute la durée de l'arthrite, celle-ci paraissant revêtir alors tous les caractères d'une arthrite franche. Mais il est juste de dire que cette réaction locale s'observe très-rarement dans l'hydarthrose simple et qu'elle est plus particulièrement le complément de la seconde forme d'arthrite blennorrhagique admise par M. Fournier, celle dite *rhumatismale* ou *arthritique*.

Cette seconde forme n'est au fond pas plus rhumatismale que la première. Elle diffère seulement de la précédente, en ce qu'elle est plus souvent polyarticulaire ; l'hydarthrose, avons-nous vu, reste ordinairement limitée à une seule articulation. Cette généralisation possible de la maladie est loin de ressembler à celle du rhumatisme véritable. Dans l'arthrite blennorrhagique plusieurs articulations peuvent être affectées ; mais jamais on ne voit cette arthropathie sévir sur l'ensemble des articulations et immobiliser le malade au point de le clouer sur son lit comme une masse inerte. Le patient n'a point ici cette roideur, cette difficulté, cette impassibilité dans les mouvements, comme quand il s'agit du rhumatisme. Et si l'arthrite blennorrhagique tend quelquefois à se généraliser, d'autre part, et plus souvent, elle présente une mobilité moindre que le rhumatisme ; elle se déplace moins facilement ; elle tient plus, en quelque sorte, aux articulations qu'elle a frappées.

Elle n'offre pas enfin ces délitescences subites ou rapides, ni les transports fréquents du rhumatisme ; au contraire, c'est difficilement qu'elle se résout, et, quand elle occupe une articulation nouvelle, la première est encore affectée ; la maladie semble se multiplier et non se généraliser ; elle présente ce que Martin-Solon a appelé une *monathrite multiple*.

Bien que cette forme ait été appelée *rhumatismale* elle diffère du rhumatisme par plusieurs autres caractères.

Jamais, en effet, ou presque jamais on n'observe ces sueurs abondantes, ce facies anxieux, animé, coloré, qui font diagnostiquer un rhumatisme à distance. Les urines sont claires, limpides, abondantes, rarement chargées de sels ; dans les cas graves cependant, elles sont rouges, sédimenteuses et contiennent quelquefois même de l'albumine (obs. IX).

Le sang ne présente point la couennne inflammatoire, caractéristique du rhumatisme simple ; au lieu de voir, comme dans ce dernier, les combustions intra-organiques, et, par suite, les déchets énormément augmentés, c'est à peine si l'on trouve un léger surcroît d'urée et de fibrine. M. Foucard et M. Rollet ont pu le constater même quand cinq ou six articulations ont été prises. Enfin les grandes séreuses, le péricarde, endocarde, etc., ne sont que très-exceptionnellement atteintes ; nous avons cependant pu recueillir un fait de cette nature, dans le petit nombre d'observations que nous avons prises (obs. 8 et 11). D'autres auteurs d'ailleurs avaient déjà signalé ce fait ; des observations non douteuses *d'endocardite* ou de *péricardite* sont dues à MM. Ricord, Brandes, Lehmann, Hervieux. MM. Ricord et Sée (G.) ont rapporté un cas de *pleurésie ;* des exemples de *paraplégie,* et même de *phénomènes cérébraux* ont encore été reproduits (Ricord) : mais nous le répétons ces faits, possibles, ne sont pas fréquents comme dans le rhumatisme ; bien plus, ils servent quelquefois, par leur absence, à établir le diagnostic de l'arthrite. C'est ainsi que fut diagnostiquée cette affection dans un cas où, malgré l'existence successive de plusieurs arthrites le malade n'avait jamais présenté aucun signe d'affection du cœur (*Gazette des hôp.*, 1854, p. 226. Trousseau).

D'après tout cela, on comprend néanmoins que cette deuxième forme de l'arthrite blennorrhagique est celle qui est la plus grave. Elle contient à elle seule tous les éléments inflammatoires nécessaires pour permettre d'établir un pronostic souvent sérieux, et, dans quelques circonstances, la gravité de la lésion a été telle qu'on a pu songer à l'amputation du membre pour faire disparaître les accidents auxquels elle donnait lieu.

Mais le symptôme prédominant de l'arthrite blennorrhagique est souvent la *douleur*. Aussi M. Fournier a-t-il fait de ce seul caractère une troisième *forme* de l'arthrite ; il n'est pas toujours permis de l'observer séparément.

Un malade atteint d'une blennorrhagie souffre d'une ou de plusieurs articulations, mais il n'est pas incommodé dans sa marche; il peut aller, venir, vaquer à ses affaires; souvent, dans ces circonstances, il ne demande même pas du secours à l'hôpital, et la maladie, tout en le faisant souffrir, le préoccupe médiocrement, parce que, bien souvent, il en rapporte lui-même la cause à la blennorrhagie et pense que la guérison de celle-ci amènera la disparition de celle-là. D'autres fois, c'est pendant le séjour du malade dans les salles d'hôpital, alors qu'il est déjà sous le coup d'une complication articulaire blennorrhagique, que survient cet accident. Le malade se plaint de douleurs vives à l'épaule, aux doigts, au carpe, au pied, etc., et rien n'indique que la maladie siége réellement sur les points signalés à l'attention du médecin; il n'y a point de rougeur, point de tuméfaction, point de chaleur; l'articulation jouit de tous ses mouvements, un seul fait y est anormal, c'est la douleur; celle-ci, du reste, est vague ou vive, lancinante ou continue, limitée ou étendue; elle reste ordinairement rebelle à toute sorte de traitements : frictions, onctions, pommades, etc.

Ce symptôme *douleur* s'observe dans les trois formes, bien entendu, et dans ces cas on a dit que, comme symptôme local, elle n'offrait jamais cette violence qu'elle a dans le rhumatisme aigu. Nous ne savons jusqu'à quel point ce fait est exact. Mais il nous semble qu'on n'a peut-être pas assez remarqué que, dans le rhumatisme, un grand nombre d'articulations sont ou prises ou sur le point d'être prises; qu'alors il y a de la fièvre, de la rougeur, de l'inflammation; que l'organisme en entier est mal disposé, et qu'alors le moindre mouvement, le plus petit déplacement suffit pour faire pousser des cris au patient.

Dans l'arthrite, au contraire, le malade se porterait bien, n'était son hydarthrose ou une autre complication articulaire ; il est libre de tous ses autres membres ; il n'est pas sous le coup d'un état général qui l'hyperesthésie, en quelque sorte, qu'on nous passe ce mot. Et alors la douleur quoique très-vive, le paraît moins. Telle une névralgie dentaire, très-vive chez un sujet préoccupé de son mal et y songeant sans cesse, disparaît comme par enchantement, en présence d'un magnifique tableau, d'un objet d'art ou de tout autre sujet pouvant le distraire et captiver son esprit.

C'est pour n'avoir pas établi cette distinction, pensonsnous, qu'un auteur a pu dire que quoique continues, ces douleurs augmentent un peu pendant la nuit. L'arthrite blennorrhagique ne revêt aucun des caractères des douleurs ostéocopes ; et si on a pu observer quelquefois ces particularités, c'est chez des sujets ayant présenté, à une époque antérieure, quelque atteinte de syphilis, chancres indurés, bubons, etc.

Les articulations ne sont pas seules le siége de la douleur : celle-ci peut siéger dans les parties molles et être de nature *musculaire*. Les anciens avaient très-bien établi ce fait, et, primitivement, c'est même là la cause d'erreur qui a fait que certains auteurs ont parlé de douleurs intra-articulaires et certains autres, de douleurs extra-articulaires : confusion bien préjudiciable au progrès de la connaissance parfaite de la maladie !

Il est aussi un autre symptôme sur lequel nous désirons attirer l'attention. C'est une sorte de *crépitation*, de *frottement* qui se produit quand on imprime des mouvements à l'articulation malade.

Ce symptôme a été signalé par M. Bouillaud, dans le rhumatisme ordinaire; il a été observé par M. Rollet, dans l'arthrite blennorrhagique, et nous avons pu nous-même vérifier une fois ce signe qui ne peut devenir sensible que lorsqu'il affecte certaines articulations. Il faut, en effet, que le chirurgien puisse lui-même faire exécuter à l'articulation malade les mouvements nécessaires pour percevoir ce frottement. Aussi les articulations profondes échappent-elles à ce mode d'investigation. Voici l'observation que nous avons nous-même recueillie :

OBSERVATION VII.

Arthrite blennorhagique radio-carpienne droite ; traitement par le repos absolu.
Guérison.
(Observation recueillie à la Maison municipale de santé, service de M. Demarquay.)

Le 7 juillet 1864, entrait au n° 18 du second étage de la Maison de santé, M. X..., âgé de 30 ans, professeur de physique à Padoue, né en Italie, qu'il habite en temps ordinaire, et en ce moment en voyage pour études scientifiques.

D'une taille moyenne, X... est d'une constitution faible et d'un tempérament lymphatique très-prononcé. A l'âge de 20 ans, il a eu le typhus à Vienne, durant quinze jours; mais il n'en reste plus traces. A 27 ans, il a eu trois chancres sur le prépuce et la base du gland : ils disparurent après trois semaines de traitement mercuriel sans laisser d'induration et sans amener d'éruption à la peau.

Il y a un mois, se trouvant à Bâle, il eut un écoulement qui se montra quatre jours après le coït, et n'en fit pas moins le voyage de Bâle à Coblentz, où il prit un *bain froid à la température de* $+17$ *degrés* et qui devait constituer tout le traitement de la blennorrhagie. Arrivé à Paris, et après huit jours de séjour dans cette ville (quatre semaines après l'invasion de la blennorrhagie), l'écoulement disparut entièrement, mais à sa suite se montra une arthrite au poignet droit, survenue sans prodrome dix jours après son bain, et caractérisée par de la douleur et de la roideur dans les mouvements. Occupé de cet incident, X... négligea de continuer le traitement de la chaudepisse (il consistait, depuis son arrivée à Paris, en injection de sulfate de zinc et pastilles de copahu). Deux jours après l'arthrite, l'écoulement reparut, mais avec une intensité moindre : aussi, dès ce moment, son attention se porta entière sur l'arthrite; il fit des onctions mercurielles et appliqua des cataplasmes émollients sur le carpe malade.

A son entrée à la Maison municipale de santé, l'articulation radio-carpienne droite est le siége d'une tuméfaction assez marquée, accompagnée d'une rougeur érysipélateuse qui gagne le tiers inférieur de l'avant-bras. Tout mouvement volontaire est aboli; mais si le chirurgien saisit d'une main l'extrémité inférieure de l'avant-bras, de l'autre l'extrémité supérieure du métacarpe, il constate dans l'articulation radio-carpienne les mouvements insolites et une mobilité articulaire anormale; on perçoit même une sorte de crépitation résultant des frottements des surfaces articulaires. L'inflammation paraît même envahir les gaînes tendineuses. (*Cataplasmes, onctions avec l'onguent napolitain.*)

Le 9. Le malade se trouve mieux; la douleur est moindre; le sommeil est revenu et l'appétit se trouve un peu changé : la langue est blanche en effet; il n'y a pas eu de selle depuis cinq jours. L'écoulement existe toujours. (*Eau de Sedlitz. Appareil dextriné sur l'articulation du poignet; 10 grammes de copahu en deux fois; 2 degrés, tisane de chiendent.*)

Le 11. Quelques douleurs se sont montrées à la suite d'un coup que M. X... s'est donné sur le poignet malade. D'ailleurs rien n'est changé, si ce n'est l'état saburral qui a disparu.

Le 15. Une douleur vive s'est montrée dans la nuit au poignet; l'écoulement est à peine manifeste; il semble intermittent, diminuant, en effet, quand les phénomènes se montrent au poignet, et, réciproquement, augmentant quand disparaît la douleur.

Le 16. L'appareil dextriné est enlevé : la rougeur existe encore; il y a de l'empâtement et comme une fausse fluctuation dans l'articulation; la douleur, déjà très-vive, est exagérée à la moindre pression. (10 *sangsues; cataplasmes arrosés de laudanum; 2 degrés.*)

Le 17. Amélioration marquée; cependant il y a eu de l'insomnie; l'appétit se maintient; l'écoulement existe encore. On continue les cataplasmes, le cubèbe; *onction avec onguent napolitain.*

Le 20. On remet un appareil dextriné. Tout phénomène inflammatoire a disparu ; l'articulation, douloureuse encore, a diminué de volume et se trouve presque réduite à l'état normal; on ne perçoit plus de point fluctuant et tout empâtement a disparu.

Le 5 août. L'appareil est enlevé; l'articulation radio-carpienne ne présente plus de traces de l'état inflammatoire par lequel elle a passé. Elle peut supporter la pression des doigts et ne redevient sensible que lorsqu'une main étrangère imprime des mouvements à cette jointure. L'écoulement uréthral n'a plus reparu depuis le 25 juillet.

Le mieux se prononce de plus en plus jusqu'au 22 août, jour de sortie du malade de la Maison de santé. Il n'existe plus alors ni arthrite ni écoulement blennorrhagique; les mouvements de la main sont un peu gênés, mais l'usage ne tardera pas évidemment à rétablir la mobilité de cette articulation qui, saisie entre les mains, ne donne plus la moindre sensation de crépitation ou de frottement.

Trois ans plus tard, j'ai revu ce malade (au mois d'avril 1867) ; il n'avait plus eu d'arthrite, mais il n'avait pas eu de nouvelle blennorrhagie. Son articulation radio carpienne gauche, qui avait été malade pendant près d'un mois et demi, avait repris toutes ses fonctions; sans déformation apparente, elle permettait tous les mouvements de cette région.

On opposera peut-être à ce fait la même objection que celle qui a été posée à M. Rollet, quand on lui a dit que ce bruit se passait dans la gaîne des radiaux enflammés, et non dans l'articulation malade. Mais le sujet dont il vient d'être question a été soigneusement examiné par M. Demarquay d'abord, par les élèves du service ensuite, et il n'est pas possible d'élever le moindre doute sur ce point. Cela ne veut point dire que les synoviales ne puissent aussi présenter cette crépitation ou du moins une crépitation analogue; mais, dans le cas actuel, le phénomène se passait très-bien dans l'articulation; il était trop manifeste pour qu'on pût douter de son existence.

Cette même observation nous montre un malade chez lequel la *rougeur* a été si manifeste autour de l'articulation, qu'elle a revêtu la forme *érysipélateuse :* le malade était donc un de ceux dont parle Foucart quand il dit : « Dans ces circonstances, le rhumatisme blennorrhagique présente presque tous les symptômes du rhumatisme articulaire aigu *normal.* » « Malgré leur acuité, ajoute-t-il, et leur intensité plus grandes, ce sont les cas les plus favorables et ceux dans lesquels un traitement énergique enlève ordinairement en peu de temps l'affection inflammatoire. » Nous avons dit notre manière de penser sur cette similitude des symptômes de l'une et de l'autre de ces deux affections, et, cependant, nous devons constater, cette fois, exceptionnellement sans doute, que notre observation justifie la cinquième conclusion de M. Foucart.

Si nous poursuivons encore le même ordre d'idées, nous verrons qu'il y a quelquefois un autre symptôme dans l'arthrite, qu'on retrouve dans le rhumatisme : c'est la *température.* Notre douzième observation nous présente, en effet, une arthrite blennorrhagique radio-carpienne avec élévation de température ; et, au contraire, l'observation 5, déjà citée, n'a présenté aucune modification dans ce sens. Ce caractère serait donc déjà sans valeur si on le rencontrait une fois sur deux. Or, on ne rencontre que très-rarement l'élévation de température ; *à fortiori* cette absence ajoute-t-elle encore aux differences déjà bien nombreuses qui empêchent de comparer l'arthrite blennorrhagique au rhumastisme.

Pour en finir avec la symptomatologie de l'arthrite blennorrhagique, nous répéterons qu'au point de vue des phénomènes généraux on observe la même absence de

pyrexie dans les trois formes que nous avons passées
en revue. Il y a peu de réaction générale ; si la maladie
débute par quelques frissons, comme l'a indiqué Velpeau, il ne faut pas s'attendre à voir, même lorsque
plusieurs articulations sont prises, une fièvre propor-
tionnée à l'étendue de la maladie. Ainsi M. Foucart,
dans une de ses observations, note « un pouls à 96-100,
développé, large, non-redoublé ; et cependant l'articulation du genou était très-douloureuse avec épanchement, et, en outre, le malade ressentait des douleurs
vagues dans les autres articulations, mais sans trace
d'état pathologique. » Nous avons pu nous-même observer des faits semblables ; et nous pourrions, jusqu'à
un certain point, employer un mot bien connu du vulgaire, mais inconnu dans son essence, qui donnerait à
cette douleur le qualificatif de *nerveuse*, puisque le trouble de la circulation n'en rend pas suffisamment compte.

Ainsi donc, intensité médiocre ou nulle des phénomènes réactionnels, absence de caillots fibrineux ; réapparition rapide des fonctions digestives un moment interrompues ; régularité des sécrétions urinaires et des
garde-robes ; disposition d'esprit sans la moindre inquiétude : tel est le cortége simple et calme de l'arthrite
blennorrhagique ; la lésion uréthrale imprime à la maladie articulaire une certaine physionomie ; la scène y est
froide et tranquille, et tout d'abord on penserait que
c'est là une complication légère qu'un jour de repos va
faire disparaître et s'évanouir.

Complications. — Il n'en est pourtant rien, et souvent
au contraire, sous cette apparence de calme et d'innocuité, l'articulation va courir de très-grands dangers.

Sans doute, les auteurs se sont attentivement préoccupés des complications articulaires de la blennorrhagie. Nous avons même vu en parlant des symptômes de l'arthrite, que certains auteurs avaient signalé des cas graves où on avait trouvé soit une lésion cardiaque ou péricardique, soit une maladie des centres rachidiens, soit enfin une autre complication affectant tel ou tel organe de l'économie. Quelques auteurs ont même avancé que l'arthrite blennorrhagique ne se distinguait aucunement du rhumatisme, quant aux accidents qui venaient la compliquer, et que, dans l'une comme dans l'autre, les phlegmasies viscérales pouvaient survenir.

Indépendamment de cette communauté de complications qui existerait entre ces deux états, M. Rollet a appelé l'attention médicale sur une autre accident de la blennorrhagie, l'ophthalmie. Depuis longtemps connu, il est vrai, il n'a été bien examiné que grâce à l'impulsion imprimée par cet auteur ; et, depuis lors, on a considéré l'ophthalmie, comme une dépendance directe de la gonorrhée tout comme l'arthrite blennorrhagique elle-même. M. Ricord a spécialement appuyé sur ce fait ; et les observations de Mackenzie, de Brandes, d'Yvan, de Cowper, d'Abernethy, enfin de Michel Lévy, ne laissent pas de doute sur la complication possible de l'ophthalmie ou plutôt de l'iritis survenant avant, pendant ou après l'arthrite. Nous étendre sur le siége précis de cette lésion, en tracer les symptômes, la marche, la durée, etc., serait sortir de notre programme et traiter un sujet autre que celui que nous avons choisi.

Il est un autre accident dont on a parlé et qui est aussi sous la dépendance de la blennorrhagie ; il peut encore survenir en même temps que l'arthrite et paraître de même nature : c'est celui que les anciens avaient nommé *cophose* et qui se manifeste par de la surdité et de très-vives douleurs siégeant dans l'oreille. La cophose n'a pas encore été très-bien étudiée; sa rareté n'est cependant pas telle qu'elle ne doive bientôt aussi attirer l'attention et nous fournir l'occasion d'une description soigneuse et détaillée.

On a signalé encore, comme pouvant compliquer la blennorrhagie, la lésion de différents systèmes : les séreuses, les tendons, les bourses synoviales, les muscles, les nerfs eux-mêmes, l'œil, et peut être aussi (car cela n'est pas encore démontré suffisamment) quelques-unes des grandes séreuses viscérales. Qu'on nous permette de reproduire ici le petit tableau qu'a dressé à cet égard M. Fournier ; il est court et ne nous arrêtera pas longtemps.

1° Les synoviales articulaires........... 51 fois.
2° Les synoviales des tendons........... 10 —
3° Les muscles....................... 10 —
4° Les bourses séreuses................ 6 —
5° Les nerfs (nerf sciatique)........... 5 —
6° 9 fois enfin il a été impossible de déterminer le siége précis des symptômes accusés par les malades (Fournier).

Nous apporterons, pour notre propre compte, un nouvel élément à ce tableau et nous pensons que, dans quelques circonstances, on a même pu observer la lésion de la membrane interne des veines, lésion manifestée dans le membre inférieur par la présence d'une *phlegmatia alba dolens.* L'observation suivante que nous avons soigneusement recueillie en est, croyons nous, une preuve.

OBSERVATION VIII.

Le 17 décembre 1867, entre à la Maison de santé, un malade
adressé par M. J. Cloquet et dont le membre pelvien gauche a au
moins doublé son volume normal.

X... est âgé de 35 ans, d'une taille élevée et d'une constitution robuste ; mais il est pâle et lymphatique ; son teint est très-
mat, presque olivâtre, et ses chairs sont un peu bouffies ; il est Ita-
lien. Il a déjà éprouvé à plusieurs reprises des attaques de rhumatismes, bien que ses parents ne soient pas sous l'influence de cette
diathèse.

Atteint une première fois de blennorrhagie, il y a deux ans, le
malade a ressenti à sa suite de vives douleurs musculaires dans
les lombes et les bras ; elles ont cédé par le repos et la chaleur.

Au mois de juin dernier, à la suite du séjour de quelques heures
dans une cave où il était descendu, couvert de sueur, il a ressenti
presque aussitôt de vagues douleurs siégeant pour la plupart dans
les muscles du dos et de la cuisse gauche. Le lendemain, la douleur se localisait le long du nerf sciatique et plus tard, le doute
était levé ; les points douloureux de Valleix étaient on ne peut
mieux marqués. Un traitement sévère fut institué et triompha bientôt des accidents douloureux de cette région. Néanmoins les douleurs reparurent un mois plus tard et on dut recourir aux applications répétées de vésicatoires volants et d'injections de morphine.
Le mal fut tempéré, mais non complétement détruit. De temps en
temps, sous certaines influences atmosphériques, la douleur repa-
raissait.

Enfin, après plusieurs périodes successives d'exacerbation et de
rémission, le calme se rétablit vers le 10 octobre 1867.

Malheureusement pour le malade, Vénus le surveillait, et il fut
doté d'une blennorrhagie, qu'il reçut le 2 novembre 67 : assez
abondante tout d'abord, elle se supprima presque entièrement sous
l'influence immédiate d'une injection vineuse. Huit jours après,
l'écoulement paraissant à l'état de goutte matinale, les douleurs
vives se font de nouveau sentir dans la cuisse gauche, le long du

nerf sciatique principalement. La fièvre s'allume, l'appétit se perd, l'insomnie survient et alors le malade se décide, le 17 décembre, à entrer dans le service de M. Demarquay.

17 décembre. La cuisse gauche est énorme ; elle a, à sa partie supérieure, un tel volume, qu'elle fait suite avec le bassin sans ligne de démarcation ; son augmentation est telle qu'au premier abord, sans voir la naissance de l'autre cuisse, on croirait que le corps se continue et que le membre pelvien prend naissance beaucoup plus bas. Un œdème considérable entoure le bassin, les lombes et la cuisse jusqu'au genou. A partir de là, la jambe se termine en pointe et paraît fusiforme. La douleur est vive à la pression surtout au niveau du grand trochanter et de l'articulation coxo-fémorale. Tout mouvement est impossible dans ce point et les fonctions du membre sont abolies. — Insomnie, inappétence, fièvre légère, malaise général. « On enveloppe le membre d'ouate, après l'avoir oint de baume tranquille laudanisé. On recouvre avec de la toile gommée. Bordeaux, 250 gr. 2 degrés.

Le 20. Le même état s'est maintenu ; le diagnostic un instant suspendu est éclairé par M. J. Cloquet, qui soupçonne une arthrite coxo-fémorale gauche ; il est surpris de ne pas constater, en outre, un peu de phlébite. — Même prescription.

Le 23. En pressant à la partie interne de la cuisse, on sent rouler sous le doigt un cordon dur et douloureux à la pression ; c'est la veine fémorale indurée, surtout sensible à la partie supérieure de la cuisse. — Frictions sur la cuisse avec de la teinture de digitale, 2 fois par jour ; épaisse couche d'ouate autour du membre.

Le 27. Le volume de la cuisse est toujours le même ; celui de la jambe semble augmenté ; cependant les douleurs y sont moins vives ; quelques mouvements provoqués sont possibles dans l'articulation coxo-fémorale gauche ; toute motilité est impossible dans la jambe du même côté où la douleur semble s'être concentrée, surtout au niveau des articulations fémoro-tibiale et tibio-tarsienne. — Même traitement.

3 janvier 1868. L'œdème du membre a peu à peu disparu, à commencer par le haut de la cuisse. Aujourd'hui il en reste encore un peu à la région malléolaire ; plus de douleurs ; appétit, sommeil.

Le 8. Le mieux allait croissant, le malade se disposait à se lever quand, hier soir, il a été pris de frissons et de fièvre. Ce matin, le pouls est encore vif, accéléré. Il n'y a plus rien cependant à la jambe gauche qu'un peu de desquamation furfuracée en certains

points. Mais le malade se plaint d'une douleur erratique et inter-
mittente, dont le maxima d'intensité siége au niveau de l'articulation coxo-femorale droite. Rien d'anormal au cœur, aux poumons ou dans les organes digestifs. — Julep gommeux avec 2 gr.
teinture d'aconit. Bordeaux, 250 gr. Bouillons, potages. Eau
gommée.

Le 10. Un œdème considérable s'est, depuis deux jours, montré
au côté droit du malade: il a envahi les régions fessière, iliaque,
lombaire et crurale du côté droit; le volume du membre pelvien,
par suite, a considérablement augmenté. La douleur est vive au
niveau de l'articulation surtout; l'appétit est revenu, l'état général
est bon. — On enveloppe le membre d'une épaisse couche d'ouate,
après l'avoir enduit de teinture de digitale; une toile gommée et
une bande maintiennent le tout. 250 gr. bordeaux ; 1 degré, julep
gomme avec 30 gr.; sirop diacode, tis. de gomme.

Les jours suivants, les mêmes phénomènes que ceux observés au
membre pelvien gauche se passent du côté droit; le cordon dur de
la veine saphène est aussi sensible que celui du côté gauche ; la
marche de l'œdème est absolument la même et l'on voit peu à peu
la maladie marcher graduellement, atteindre son summum d'intensité, diminuer ensuite, tout comme l'avait fait le côté gauche. Le
traitement a été aussi simple que la première fois, et, le 3 février, le
malade sort guéri de la Maison municipale de santé.

Ce fait ne paraît pas devoir être le seul dans la
science. M. Cazalis, si nous en jugeons par la commu-
nication orale d'un de nos amis, ancien élève du service de ce maître, aurait aussi observé un fait analogue
dans les veines du dos. Quant à la complication du côté
des nerfs, et particulièrement du *nerf sciatique*, elle ne
paraît pas trop rare. M. Fournier l'a assez souvent observée (5 fois), et il est possible, nous ne saurions trop
le répéter, que l'attention n'ayant pas, jusqu'ici, été
éveillée sur ce point, la sciatique ne soit pas toujours, à
l'avenir, une affection purement rhumatismale.

A l'observation que nous venons de rapporter, nous
joignons celle d'Everard Home, rapportée dans son

Treatment of strictures in the urethra (2ᵉ édition, tome II, page 276). La voici :

Obs. — Un lieutenant de vaisseau eut, à l'âge de 16 ans, une violente blennorrhagie qui dura plusieurs mois. Cinq ans plus tard, il en contracta une nouvelle qui persista six à huit semaines ; mais deux mois après, il fut pris d'une violente sciatique. Au bout de six années, nouvelle gonorrhée, pendant la durée de laquelle le malade s'embarqua ; elle fut combattue par l'usage intérieur du calomel à petites doses. Pendant ce traitement, il s'exposa au froid et eut, du même côté, une nouvelle sciatique qui s'accompagna de mouvements spasmodiques dans tout le membre. L'opium fut le seul médicament qui procura du soulagement. Ces symptômes persistèrent pendant deux ans ; et ils étaient presque entièrement dissipés lorsque le malade contracta une nouvelle blennorrhagie qui fut très-violente et pendant le stade de laquelle la sciatique reparut.

Un rétrécissement survint pour lequel il se confia à Everard Home, et dont la guérison fit disparaître les autres symptômes. Quelques années plus tard, les mêmes phénomènes se reproduisirent avec plus d'intensité et ne cédèrent qu'au mercure.

Toutes les complications que nous venons de passer très-brièvement en revue ne sont à proprement parler que des complications de la blennorrhagie. Elles sont même plus nombreuses ; mais notre intention n'est pas de nous en occuper ici. Nous voulons seulement examiner si la lésion articulaire, qui est elle-même une complication de la blennorrhagie, si l'arthrite blennorrhagique enfin, peut aussi présenter des complications qui lui soient propres.

Dans quelques cas, on voit survenir les symptômes du côté du cœur, et notre douzième observation en est une preuve ; mais, le plus souvent, on n'observe rien de ce côté et la gravité des phénomènes qu'on observe se passe tout entière dans l'articulation malade. Depuis la simple hydarthrose qui débute, évolue et se termine eu quelques jours, à peine, jusqu'à la tumeur blanche, la suppuration, l'ankylose, etc., il y a une foule de degrés que l'étude de la *marche*, de la *durée* et de la *terminaison* de la maladie va nous apprendre, et qui font de cette maladie une affection sérieuse et digne de la plus sévère attention du médecin.

Marche, durée, terminaison. — D'après le Dr Réné, de Strasbourg, l'époque d'apparition de l'arthrite blennor-rhagique varierait entre une, sept ou huit semaines après l'appartition de l'écoulement uréthral. C'est là du moins ce qui résulte du dépouillement qu'il a fait de 56 observations ainsi réparties :

La première semaine.	4
— deuxième.	8
— troisième.	18
— quatrième.	16
— cinquième.	4
— sixième.	3
— septième et huitième.	3

Cette observation, conforme à celle d'autres auteurs, n'est pas absolue. Quoi qu'il en soit, quand apparaît l'arthrite, l'hydarthrose, si elle existe, marche avec rapidité, atteint bien vite le summum de développement et garde alors un état stationnaire pendant lequel vont surgir les accidents, s'il doit en survenir. Qu'elle soit polyarticulaire ou mono-articulaire, elle revêt quelquefois d'emblée la forme chronique ; mais, dans quelques circonstances heureuses, elle suit une marche aiguë ou suraiguë qui amènera en très-peu de temps sa résolution. Il est rare alors qu'on observe des rechutes, comme cela arrive dans les rhumatismes, à moins toutefois que, par une cause quelconque, l'écoulement ne repasse à l'état aigu.

Sa durée d'ailleurs est très-variable ; le plus ordinairement, dans les cas où elle guérit bien, elle varie entre quinze et cinquante jours. Tessier dit avoir vu des arthrites persister, malgré tous les traitements jusqu'à dix-huit mois ; mais il est probable que, dans ce cas, l'affection s'était transformée en véritable arthrite chronique, ou en tumeur blanche, et qu'il était survenu ce que nous avons appelé une complication de l'arthrite.

Celle-ci, en effet, ne se termine pas toujours par résolution. Si dans une bonne majorité de cas, elle ne laisse après elle aucune suite fâcheuse, il n'en est pas toujours ainsi.

Parfois le liquide, surabondamment sécrété dans l'intérieur de la capsule, ne disparaît pas, malgré la cessation de tous les autres symptômes ; il y a alors terminaison par *hydarthrose*. Celle-ci est fâcheuse en ce qu'elle gêne les mouvements et aussi en ce qu'elle compromet la sécurité de l'articulation pour l'avenir.

Si, au contraire, il y a résorption du liquide, celui-ci peut disparaître avec plus ou moins de rapidité et amener conséquemment une *ankylose* qui, d'après Brandes, s'observerait de préférence aux petites articulations. Ce n'est pas toutefois qu'elle ne puisse affecter les moyennes et les grandes ; parfois même elle s'étend à plusieurs articulations. Hernandez (*Essai sur la non-identité des virus*, etc., 1812, page 152) mentionne la terminaison de l'arthrite par la soudure des pièces articulées. Cullerier (tome III, *Dictionnaire des sciences médicales* en 60 volumes) signale aussi la dégénérescence possible en

induration de la capsule et des ligaments. Brandes
et Foucart considèrent également cette terminaison
comme assez fréquente ; M. Rollet n'en a observé qu'un
cas.

Parmi les observations que nous avons recueillies, il
nous a été permis de constater plusieurs fois que, non-
seulement les parties ligamenteuses et fibreuses de l'articulation prenaient part à la phlegmasie articulaire,
mais que les extrémités osseuses elles-mêmes se trou-
vaient malades.

Dans les faits que nous avons pu observer, il est surtout un malade qui a tout particulièrement frappé notre
esprit, et sur lequel notre maître, M. Demarquay, a at-
tiré l'attention de ses élèves : c'est celui de l'observation
suivante. La gravité des symptômes a été telle, la déformation du genou si prononcée, la durée si longue et
le traitement si inefficace au début, qu'on avait un instant agité la question d'amputation, ce malade étant
obligé de mener une vie active et pleine de labeur pour
subvenir à ses besoins. La voici :

OBSERVATION IX.

A'thrite blennorrhagique du genou gauche ; hydarthrose ; commencement de tumeur
blanche ; flexion de la jambe sur la cuisse ; projection du fémur et de la rotule en
avant, du tibia en arrière. Guérison.
(Observation recueillie à la Maison municipale de santé, service de M. Demarquay.)

X....., âgé de 27 ans, secrétaire, est impotent depuis trois mois
et vient réclamer les secours de la médecine.

Ce jeune homme, dont le teint est blond, le tempérament lymphatique et la constitution frêle, a des parents qui n'ont jamais eu
de rhumatismes ou d'accidents diathésiques. Il a contracté en
Égypte, en janvier 1866, un bubon qui a mal guéri, et un phimosis
dû à l'hypertrophie et à l'élongation du prépuce ; ce phimosis a

été opéré en mai 1866. Pendant la traversée d'Alexandrie à Marseille, au retour et durant les douze jours qu'a duré ce transport, il a été continuellement exposé tantôt à l'humidité, tantôt à la chaleur. Aussi, en débarquant, a-t-il été atteint d'un œdème général, et surtout des extrémités inférieures et des paupières, qui n'a pas peu contribué à affaiblir encore son état général déjà compromis. Il a dû s'aliter et combattre les transpirations abondantes que provoquaient le moindre effort ; les bains de Baréges, le vin de quinquina et autres toniques amènent sa guérison dans le courant d'octobre 1866. Il conserve cependant des exacerbations pyrétiques presque tous les soirs avant le repas ; et le calme entier ne reparaît qu'en janvier 1867.

C'est sur ces entrefaites, dans la nuit du 31 décembre 1866 au 1er janvier 1867, qu'ayant des rapports suspects, il voit survenir, peu après, une blennorrhagie qui, bien que douloureuse et aiguë, ne le préoccupe nullement. Aussi voit-il survenir, le 14 janvier 1867, une inflammation vive de l'articulation du genou gauche ; il avait fait une course forcée et avait, à la suite, éprouvé un refroidissement très-sensible. Le gonflement se fit subitement ; l'hydarthrose était considérable quand apparut la douleur (cataplasmes émollients pendant une quinzaine de jours ; teinture d'iode en onctions ; compression ; vésicatoires) ; le premier vésicatoire a été mis le 10 février 1867 ; depuis il en a eu 13 ou 14. Entre deux vésicatoires, on a essayé de nouveau l'application de cataplasmes pour faciliter la résolution. Mais le genou a gonflé au contraire, et le vésicatoire suivant a donné issue à près de deux grands verres de sérosité (colchique ; vin de quinquina). Au début des applications de vésicatoires, le genou mesurait 47 centimètres de circonférence au-dessus de la rotule. Vers la cinquième semaine, la diminution n'était pas sensible ; mais la jambe a commencé à se fléchir sur la cuisse ; et dès lors la thérapeutique a été insuffisante à le traiter. Pour ces diverses raisons il entre, le 4 mai 1867, à la Maison de santé, service de M. Demarquay.

A ce moment, l'articulation du genou gauche est volumineuse et douloureuse ; elle a une forme particulière due à la position respective des os qui concourent à sa formation. La jambe forme avec l'axe de la cuisse un angle d'environ 130 degrés, ouvert en arrière ; les tubérosités du fémur font saillie en avant et repoussent en arrière celles du tibia. La rotule, projetée aussi en avant, complète la saillie du fémur et donne à l'articulation la forme d'une tumeur dure, oblongue, verticale, ayant le volume d'une tête d'enfant et faisant saillie en avant des axes normaux du membre inférieur. La rotule est mobile transversalement et elle est distante des condyles fémoraux d'environ 3 centimètres, séparée qu'elle est par une couche de liquide synovial épanché dans l'articulation. Les extrémités osseuses sont plus volumineuses qu'à l'état normal, et douloureuses à la pression. — L'écoulement a depuis longtemps disparu; les urines sont toujours chargées; il y a de temps en temps peu ou pas d'albumine. — 2 degrés; chiéndent; bordeaux, 250 gr.; vin de quinquina.

5 mai 1867. — 1 bouteille eau de Sedlitz.

Le 6. Même état. On donne du chloroforme au malade; on redresse le membre inférieur, on le place dans une gouttière en fil de fer; ouate, compresses et bande pour maintenir l'immobilité.

Le 10. Levée de l'appareil. La mensuration donne : 0,40, diamètre du genou gauche; 0,38, diamètre du genou droit. On remet le membre dans un nouvel appareil ouaté et fixé par des bandes. La jambe est ainsi maintenue redressée et immobile. — Bon appétit, bonnes digestions; pas de douleur, pas de troubles généraux. — Bains et douches sulfureuses quand l'appareil est levé.

Après plusieurs applications d'appareils inamovibles, le malade sort guéri le 2 juillet 1867.

Je l'ai revu le 22 avril suivant : il avait repris ses occupations, marchait bien, malgré une certaine déformation du genou; il y avait une subluxation; après une marche forcée, il survenait un peu d'œdème au pied gauche; il y avait un raccourcissement apparent : la rotule, toujours un peu projetée en avant, de même que le fémur, figurait encore un peu l'état local antérieur au traitement par l'immobilité. Le malade continuait ses bains et ses douches sulfureuses, dont il se trouvait très-bien.

Dans cette observation, ce qui frappe tout d'abord, c'est cette déformation de l'article incompatible avec la marche. Cet état d'arthrite déformante avait été signalé par quelques auteurs, et, dans la thèse du Dr Bauer (1865), nous voyons que « la blennorrhagie par métastase peut sans doute, elle aussi, produire une irritation articulaire, et que cette irritation peut, dans certains cas, rares il est vrai, réveiller dans l'organisme la prédisposition à l'arthite déformante et donner lieu à cette affection ; Billroth en a vu un exemple. Ici encore nous aurons les mêmes altérations anatomiques, la même disparition des cartilages, les mêmes ostéophytes que dans le rhumatisme noueux ; nous aurons une arthrite déformante blennorrhagique. »

La *tumeur blanche*, dit-on, est très-rare. Elle ne s'observe que chez les sujets lymphatiques ou scrofuleux ; aussi « faut-il en rendre responsable plutôt la constitution de l'individu que la maladie elle-même » (Sordet). Mais n'avons-nous point vu que, chez presque tous les malades affectés d'arthrite blennorrhagique, c'est précisément le tempérament lymphatique qui prédomine. Qu'y a-t-il donc d'étonnant à ce que cette terminaison par tumeur blanche puisse s'observer ? Notre jeune homme de l'observation précédente eût bien pu paraître affecté de tumeur blanche au début, et combien de fois n'a-t-il pas dû arriver que cette dernière affection ait subi ses phases ordinaires, sans que l'on ait recherché la cause qui l'avait produite ! *L'arthrite blennorrhagique est une cause de tumeur blanche chez l'adulte.*

Quant à la *suppuration*, il n'existe pas dans la science un seul fait bien authentique de cette terminaison : c'est donc là un fait rare. Halgrin (thèse 1846) regarde cet accident comme devant survenir plus fréquemment dans l'arthrite blennorrhagique que dans le rhumatisme ; mais des observations de Moffait (1810), de Velpeau, etc., ne permettent pas de soutenir cette manière de voir.

Nous avouons ne pas très-bien comprendre cette septième conclusion de Foucart dans laquelle il est dit :

« Si l'arthrite blennorrhagique se termine assez fréquemment par résolution, elle amène quelquefois, et plus souvent que l'arthrite rhumatismale simple, la terminaison par ankylose ou par suppuration. Dans l'arthrite blennorrhagique, la terminaison par suppuration est *absolument* plus rare que dans le rhumatisme simple, et *relativement* deux ou trois fois plus fréquente. » En émettant une opinion contraire à celle de Velpeau, Ricord, Bonnet, Brandes, etc., et en la modifiant surtout à l'aide de ces deux états *absolu* ou *relatif*, l'auteur n'a fait qu'éluder la question et même l'obscurcir. Sa statistique porte, en effet, sur des observations bien douteuses (celles de Moffait et de Velpeau) : aussi, après avoir lu la plus grande fréquence relative de M. Foucart, on ne peut que conclure, comme nous l'avons déjà fait, que, absolument ou relativement, la terminaison par suppuration (si elle existe et en tenant compte de l'observation de Holscher) est infiniment plus rare dans l'arthrite blennorrhagique que dans l'arthrite rhumatismale ordinaire.

D'après tout cela nous voyons qu'il est difficile d'assigner une moyenne à la durée de la maladie ; elle peut quelquefois persister pendant plusieurs mois, et au contraire, dans d'autres circonstances, elle peut avoir une marche très-rapide, une durée très-courte et une terminaison très-heureuse.

ANATOMIE PATHOLOGIQUE.

L'anatomie pathologique de l'arthrite spéciale que nous étudions est loin d'être faite, et cela se conçoit. L'arthropathie blennorrhagique n'est pas une maladie

directement mortelle, et l'on n'a eu, heureusement, à
faire aucune autopsie cadavérique, au moins à la première période. Lorsque l'arthrite a amené soit une tumeur blanche, soit une ankylose, vraisemblablement
les altérations organiques ont dû être analogues à ces
mêmes affections, amenées par toute autre cause. Mais
ce que tous les auteurs ont constaté, c'est la fréquence
des épanchements synoviaux ; c'est au genou, qui est le
plus fréquemment atteint, qu'on peut le mieux constater cet épanchement : la rotule est soulevée par le liquide, les dépressions latérales disparaissent pour faire
place à des tumeurs fluctuantes, et, en pressant sur la
rotule, on la fait toucher la partie inférieure du fémur,
d'où résulte un choc caractéristique des épanchements
synoviaux de cette région. Dans d'autres articulations,
ces épanchements sont moins faciles à reconnaître ; au
coude cependant et à l'articulation tibio-tarsienne, on
peut voir encore les dépressions remplacées par des
bosselures où la fluctuation est plus ou moins manifeste.

Pour les auteurs qui considèrent comme possible et
comme réelle la terminaison de l'arthrite blennorrhagique par suppuration, ce tableau est incomplet sans
doute.

Faut-il donc admettre avec eux que la cavité articulaire peut contenir un liquide, en partie séreux, en
partie purulent, ou même complétement purulent ;
qu'une « couche membraniforme recouvre la face interne de la synoviale dans une partie plus ou moins
grande de son étendue ; qu'elle est ou rouge ou velou-
tée, et que l'on trouve encore du pus dans d'autres articulations, dans les cavités du thorax, de l'abdo-

men, etc., etc.» Nous ne saurions affirmer que cela existe réellement, et, d'un autre côté, il serait inexact de nier absolument la présence de ces lésions, puisque pas une autopsie n'a pu être pratiquée.

Considérant cependant que, pendant la vie, on a pu observer des signes réels et graves du côté des extrémités osseuses et des ligaments, on peut établir qu'il doit se passer là quelque phénomène analogue, soit à l'ostéite, soit à la synovite (Billroth), qu'il n'est pas possible de vérifier.

D'après M. Rollet, la lésion anatomo-pathologique de l'arthrite blennorrhagique aurait quelque chose de spécial. « L'inflammation, dit-il, et c'est là ce qu'il y a de moins contestable, est bien plus spécialement et plus fortement fixée sur les synoviales dans ce rhumatisme que dans l'autre; d'où une plus grande tendance à l'hydarthrose qui a frappé tous les observateurs. Quand il n'a pas pour siége les articulations, il se fixe toujours de préférence sur les membranes séreuses, les gaînes des tendons, les bourses séreuses accidentelles, la membrane de Demours. »

Mais, nous le répétons, les lésions qu'on a pu observer ont été les mêmes que celles de l'ankylose et de la tumeur blanche. Si l'arthrite blennorrhagique revêt un caractère anatomique particulier, il échappe à l'observation, puisque pas une nécropsie authentique n'a pu vérifier l'exactitude du fait.

DIAGNOSTIC.

Dans la grande majorité des cas, le diagnostic de l'arthrite blennorrhagique n'offre pas de difficultés. Cependant quelques praticiens d'une science reconnue s'y sont trompés. Parfois l'arthrite ne se présente pas avec sa physionomie habituelle, et alors le médecin ne pense pas à s'informer s'il existe ou non un écoulement : le malade, de son côté, surtout si cet écoulement s'est supprimé au début de l'affection articulaire, se garde bien d'en faire la confidence ; et c'est ainsi que l'arthrite blennorrhagique, par cela même supposée d'une fréquence peu marquée, a présenté souvent des erreurs de diagnostic.

Les maladies avec lesquelles on peut la confondre, quoique limitées à un point restreint, l'arthrite, sont assez nombreuses cependant. Et, parmi les arthrites proprement dites, nous trouvons déjà : l'*arthrite, suite de couches*, l'*arthrite suite d'infection purulente*, l'*arthrite traumatique*, enfin l'*arthrite suite de cathétérisme*.

L'*arthrite traumatique* est une de celles que le malade invoque le plus souvent pour cacher son affection articulaire quand aucune cause ne vient, à ses yeux, jeter un voile sur la véritable origine du mal. Il avoue, en effet, avoir fait une chute, un faux pas ; reçu un coup de pied ou autre, etc., etc.

Le médecin se souviendra alors que cette arthrite de cause extérieure varie, selon que la capsule articulaire communique ou non à l'extérieur ; et selon qu'elle dépend d'une distension profonde (entorse), de frottements, internes (fatigue), ou de coups directement portés sur la partie. Dans ces cas divers, l'inflammation peut s'étendre à tout l'article et y amener un épanchement, ou se borner, au contraire, aux tissus extérieurs à la synoviale. On retrouvera souvent les traces non douteuses des violences dont l'articulation a été le siége, et rarement la question du diagnostic ne pourra être résolue.

L'arthrite suite de couches se distingue de la précédente par le peu de réaction ou de symptômes généraux qui l'accompagnent. Naissant tantôt avec lenteur, tantôt brusquement, elle détermine un gonflement assez considérable, ordinairement mêlé d'un certain empâtement qui empêche de la confondre avec une simple hydarthrose. Moins aiguë, moins disposée à suppurer, elle se termine souvent d'une manière favorable ; mais sa transformation en tumeur blanche n'est pas non plus très-rare : ces divers signes ne pourront, dans bien des circonstances, suffire, à eux seuls, pour la différencier de l'arthrite blennorrhagique ; il règne quelquefois entre ces deux affections une similitude telle, que les renseignements puisés autour de la malade ou chez la malade elle-même pourront seuls lever les doutes. L'existence d'un accouchement ou d'un avortement pourraient établir sans difficulté le diagnostic de cette variété d'arthrite.

La difficulté du diagnostic augmente en présence de *l'arthrite* qui résulte d'*une infection purulente*. Presque aucun symptôme local ne l'annonce. C'est à peine si une petite douleur sourde a pu en faire naître l'idée. La rougeur, le gonflement ne s'emparent de la partie que par exception. Chez le plus grand nombre de sujets on ne s'en aperçoit que sur le cadavre. Du pus tantôt crémeux et bien lié, tantôt très-fluide et grisâtre, occupe alors l'article en certaine quantité. La synoviale, les ligaments, toutes les parties molles, n'en conservent pas moins leur état naturel, à tel point qu'après les avoir lavées et nettoyées on ne se douterait pas qu'elles aient été malades. Quelquefois cependant les cartilages sont légèrement érodés, surtout à la circonférence.

Toute suppuration un peu abondante qui tend à vicier le sang peut la produire. Aussi l'observe-t-on fréquemment à la suite de la phlébite en général, et de celle de la matrice en particulier; à la suite de l'inflammation des synoviales tendineuses; à la suite des plaies d'une autre articulation, de toutes les grandes opérations et, spécialement, de celles qu'on pratique sur les mains et sur les pieds (Velpeau.) Sa marche est si rapide et si insidieuse, qu'aucune médication ne peut en prévenir le développement dès qu'elle a pris naissance. Presque jamais elle ne se termine par résolution. Si la vie du malade se prolonge, le pus accumulé dans l'article s'y comporte, du reste, comme s'il dépendait d'une inflammation traumatique ordinaire.

Enfin l'*arthrite suite de cathétérisme* est celle qui présente le plus de ressemblance avec l'arthrite blennorrhagique. Les antécédents ou les renseignements pris autour du malade pouvaient établir les diagnostics précédents. Ici, il n'y a rien qui éclaire la nature du mal, si l'on ne tient compte du cathétérisme lui-même. Cette variété d'arthrite débute absolument comme l'arthrite blennorrhagique. Pas de symptômes généraux, pas de rougeur, pas de chaleur qui la différencient de celle qui nous occupe. Toute la scène est commune, les premiers jours du moins. Plus tard, le diagnostic s'éclaire ; la maladie se termine assez vite; quelques jours la voient naître, marcher, grandir, se terminer; le plus souvent, le simple repos en amène la résolution, et bientôt les séances de cathétérisme interrompues vont reprendre leurs cours. Singulière affection que cette arthrite qui se révèle sous l'influence d'une excitation insolite de la muqueuse uréthrale, et qui montre bien la relation qui unit l'urèthre à certaines parties des articulations !

Il faut reconnaître d'ailleurs que le cathétérisme n'est point la seule cause qui puisse donner lieu à une manifestation articulaire. M. Demarquay, dont la pratique des opérations faites sur le canal de l'urèthre est si variée, a remarqué que, dans quelques cas, le moindre traumatisme de cette partie suffit pour déterminer une arthrite. Et sur les nombreuses opérations d'*uréthrotomie* qu'il a pratiquées, il a aussi signalé la présence d'une arthrite, surtout douloureuse, compliquant cette opération. Dans ces cas, il suffit d'être prévenu de ce fait; le diagnostic s'éclaire aussitôt de la cause qui vient de produire la maladie; l'erreur n'est pas possible.

Les *douleurs préarticulaires de la syphilis* ont quelquefois pu en imposer pour une arthrite blennorrhagique; mais ces dernières présentent le caractère spécial des affections syphilitiques, elles sont nocturnes. L'absence d'un écoulement, la présence d'un chancre induré et une éruption à la peau survenue antérieurement, etc., ne permettent pas la moindre confusion. Quand l'arthrite affecte l'articulation sterno-claviculaire, au premier abord elle ressemble à une *exostose* syphilitique; mais une simple attention suffit pour faire la part de l'arthrite. Une tumeur syphilitique qui siégerait sur la clavicule serait située plus en dehors que la tumeur articulaire; elle serait dure, tandis que l'arthrite offrirait une certaine mollesse et peut-être même une fluctuation non douteuse : celle-ci, de plus, siégerait exactement au niveau de l'articulation.

Il serait difficile de confondre l'arthrite blennorrhagique avec les douleurs qui surviennent à la suite de l'*angioleucite*, de la *morve* ou de la *variole*. Les symptômes généraux plus ou moins graves qui précèdent les douleurs ne permettent pas de commettre la moindre erreur. Nous en dirons autant du *phlegmon* qui, dans quelques cas, peut présenter une symptomatologie assez rapprochée de celle de l'arthrite blennorrhagique.

Il est une petite tumeur à laquelle Beau a donné le nom d'*arthrogelure*, qui pourrait permettre, jusqu'à un certain point cependant, la confusion entre elle et l'arthrite uréthrale. Cette arthrite de l'articulation métacarpo-phalangienne du gros orteil coïncide toujours avec une ou plusieurs engelures; et Beau ajoute qu'elle est tout autre que celle décrite par Sydenham et Musgrave.

Ainsi, voyons-nous qu'une simple attention suffira pour reconnaître l'affection dont il s'agit.

Dans quelques circonstances, rares sans doute, mais possibles, on se trouve en présence de malades atteints d'affection articulaire présentant tous les caractères que nous avons reconnus appartenir à l'arthrite blennorrhagique. La diathèse rhumatismale fait complétement défaut; le cortége des symptômes réactionnels manque complétement, etc.; et cependant on diagnostique un rhumatisme. Deux observations consignées dans l'*Union médicale* de 1848 et appartenant à Velpeau, nous montrent, en effet, deux individus présentant ce que l'auteur appelle l'*arthropathie de l'épaule;* cette affection n'est point soupçonnée blennorrhagique, et cependant ces deux malades chez qui, nous le répétons, les renseignements antérieurs ou généraux faisaient défaut, avaient eu, un an auparavant, une blennorrhagie qui avait duré assez longtemps. Dans ces cas, le diagnostic devient d'une très-grande difficulté ; et si peu théoricien que doive être l'observateur, il ne peut s'empêcher de se poser la question : s'agit-il là d'une arthrite blennorrhagique ou d'un simple rhumatisme?

Tous les auteurs se sont en effet préoccupés de la distinction à établir entre ces deux dernières maladies. Si l'arthrite blennorrhagique n'est pas un *rhumatisme*, elle en doit différer. Mais par où et comment? Nous allons essayer de résumer ce diagnostic différentiel dans le tableau suivant, en grande partie emprunté à l'article remarquable de M. Fournier.

Arthrite blennorrhagique.	*Rhumatisme ordinaire.*
1° Blennorrhagie antérieure.	1° Jamais il n'existe de relation entre la blennorrhagie et le rhumatisme.
2° Influence du froid comme cause possible.	2° Influence du froid comme cause habituelle.
3° Hérédité, diathèse rhumatismale sans influence.	3° Influence très-marquée de l'hérédité, de la diathèse rhumatismale.
4° Rarement observée chez la femme.	4° Commun chez la femme, moins fréquent chez l'homme.
5° Affection apyrétique ou fébrile, mais à degré habituellement très-peu intense.	5° Phénomènes réactionnels du rhumatisme aigu intenses et prolongés en général.
6° Se multiple, mais ne se généralise pas.	6° Symptômes étendus à un grand nombre de jointures, parfois occupant même la presque totalité des articulations.
7° Fixité relative de l'arthrite. Déplacement incomplet.	7° Symptômes mobiles ; fluxions ambulantes.
8° Pas de délitescence, pas de migration réelle.	8° Délitescences rapides ; migrations d'une articulation à l'autre.
9° Douleur vive, mais ne paralysant pas le malade et pouvant se calmer rapidement.	9° Douleurs vives occupant toutes les articulations prises, accablant le malade, le rendant en quelque sorte inerte et se calmant difficilement.
10° Hydarthrose fréquente.	10° Hydarthrose moins fréquente.
11° Facies calme, peu coloré.	11° Facies rouge, coloré, anxieux.
12° Pas de sueurs ou rarement.	12° Sueurs abondantes.
13° Urines normales habituellement.	13° Urines modifiées d'une façon spéciale.

14º Sang non couenneux.

15º Pas de complications cardiaques si ce n'est d'une façon exceptionnelle.

16º Coïncidence possible avec une ophthalmie spéciale ; avec des inflammations des gaînes synoviales, des bourses séreuses, des nerfs, des veines, etc.

17º Récidives fréquentes dans le cours de blennorrhagies successives.

14º Sang remarquablement couenneux dans l'attaque aiguë du rhumatisme.

15º Fréquence des complications cardiaques.

16º Le rhumatisme n'affecte que très-rarement l'œil et les bourses séreuses s'il est vrai qu'il occupe ces régions-là.

17º Récidives très‑fréquentes, mais toujours indépendantes de l'état de l'urèthre.

Ainsi donc, en résumé, l'arthrite blennorrhagique, considérée comme complication de la blennorrhagie, est une maladie qui a ses caractères particuliers, sa marche, sa durée, sa terminaison spéciales. Il y a en elle un ensemble de phénomènes qu'il n'est pas possible de confondre avec une autre affection ; et si nous nous attachons plus directement à l'arthrite elle-même, si nous recherchons dans l'articulation malade seule les signes qui nous peuvent indiquer la nature de la maladie que nous avons sous les yeux, nous y verrons un je ne sais quoi de caractéristique qui nous fixera presque aussitôt. Ce ne sera point seulement l'hydarthrose, ce ne seront pas la pâleur de la peau, la tuméfaction de l'article, l'empâtement des tissus voisins, la forme plus ou moins arrêtée de ces parties ; ce ne sera pas davantage l'absence de réaction, etc., etc., qui nous feront poser le diagnostic, ce seront tous ces éléments divers, réunis, groupés, synthétisés, qui nous permettront de juger l'arthrite blennorrhagique et de porter avec assurance le diagnostic que nous cherchons. Disons seulement que cette arthrite revêt un aspect particulier à cette maladie, et que, dans bien des cas, la seule vue de l'article affecté légitime la pensée d'une arthrite blennorrhagique. Bon nombre d'auteurs en ont fait l'expérience et nous-même n'avons souvent dirigé notre interrogatoire vers la blennorrhagie, qu'après avoir trouvé l'ensemble des phénomènes négatifs que nous venons d'énumérer, et cette physionomie toute spéciale quoique mal définie, de l'arthrite que nous avons sous les yeux.

PRONOSTIC.

On prévoit aisément, d'après tout ce qui précède, quel doit être le pronostic de l'arthrite blennorrhagique ; on peut le résumer en quelques mots.

Si elle affecte des sujets d'une bonne constitution, cette maladie n'offre pas en général une gravité sérieuse : le plus souvent elle se termine par résolution. Toutefois, cette prédisposition particulière que donne une première atteinte à contracter de nouveau l'affection dans les chaudepisses suivantes, est une circonstance déjà fâcheuse. Et si l'on joint à cette prédisposition acquise la possibilité de la complication du côté de l'iris et de la choroïde, complication toujours sérieuse, ainsi que l'a souvent observé M. Demarquay, on verra que, si l'affection n'est pas très-grave par elle-même, elle peut le devenir par des circonstances diverses.

Mais ce serait bien autre chose si l'arthrite gonorrhéique, au lieu d'atteindre un individu sain, vigoureux, robuste, attaque un sujet débilité, lymphatique ou scrofuleux. Alors, en effet, la maladie passe facilement à l'état chronique ; elle laisse à sa suite des hydropisies articulaires qui résistent à tous les traitements, des roideurs articulaires très-persistantes, des douleurs qui constituent de véritables souffrances, et qui, pendant plusieurs années (M. Fournier en rapporte un cas où les douleurs remontent à trois ans), survivent à la maladie en dépit des médications les plus diverses et les plus énergiques.

Dans quelques cas, et ce ne sont pas, croyons-nous, les plus rares, l'ankylose et la tumeur blanche sont la conséquence fatale d'une ou de plusieurs atteintes d'arthrite blennorrhagique.

Ainsi donc, l'arthrite blennorrhagique surtout, lorsqu'elle ne porte que sur une articulation, est bien plus grave que l'arthrite simple, peut-être même incurable. L'inflammation, en effet, prend souvent une intensité d'autant plus grande que, ne se partageant pas entre plusieurs articulations, elle semble atteindre plus profondément les tissus où elle se fixe et y laisse des traces plus profondes et plus durables ; c'est ce qui a fait dire à M. Pajot que le pronostic de l'arthrite blennorrhagique est moins grave que celui du rhumatisme (sans doute sous le rapport des complications), mais plus sérieux que celui des arthropathies de cause extérieure.

CHAPITRE IV.

TRAITEMENT.

D'après l'ordre que nous avons adopté pour la description des symptômes de l'arthrite blennorrhagique, nous devrions admettre un traitement particulier pour chaque forme d'arthrite, et nous aurions alors à traiter différemment l'*hydarthrose*, l'*arthrite* et la *douleur*. Mais ces trois cas nécessitent souvent l'intervention des mêmes moyens : aussi préférons-nous étudier le traitement *préventif* d'abord, et voir ensuite s'il existe un traitement *curatif* et quel il est.

Dans l'exposé, peut-être un peu long, que nous avons présenté des causes de la maladie articulaire qui complique la blennorrhagie, nous croyons avoir établi que l'arthrite ne survient que quand existe ou avait existé la blennorrhagie. Ne semble-t-il donc pas, au premier abord, que la suppression immédiate de la blennorrhagie doive sûrement amener la résolution de l'arthrite?

On a soutenu, en effet, cette manière de voir, et, au point de vue de la prophylaxie de la maladie actuelle, on a cru avoir établi que le moyen le plus efficace de prévenir l'arthrite était d'empêcher l'uréthrite d'atteindre les parties profondes du canal de l'urèthre, et, conséquemment, on a cherché à la faire *avorter*. Mais quelles sont donc ces parties que ne doit, que ne peut toucher la blennorrhagie, sans provoquer un retentissement morbide sur une ou plusieurs articulations? Quel est le siège précis de cette inflammation spéciale du canal de l'urèthre qui amène fatalement avec elle une arthrite blennorrhagique? Sont-ce les glandes de Cowper, le verumontanum, etc., etc. L'anatomie pathologique de la blennorrhagie particulière qui provoque l'arthropathie est encore trop incomplète pour répondre à cette question. Et, dès lors, quel sera le résultat du traitement abortif auquel on se sera livré? Ne s'expose-t-on pas d'ailleurs à faire naître un rétrécissement? On tombe de Charybde en Scylla.

Combien n'est-il pas plus sage de laisser la blennorrhagie suivre son cours, de la surveiller, de favoriser son évolution naturelle, sans chercher à la précipiter ou à la dévier! Nous avons dit que le froid n'était pas étranger à la production de l'arthrite. Il est donc avantageux d'éviter toutes les causes de refroidissement, quelles qu'elles soient ; le malade portera un suspensoir et préviendra ainsi l'orchite qui souvent précède l'arthrite blennorrhagique (Gaussail, Bretonneau). Il observera une hygiène extrêmement rigoureuse ; il considérera la blennorrhagie comme une affection très-sérieuse pouvant donner lieu aux plus graves accidents et par cela même digne de tous ses soins. Ces simples règles hygiéniques nous paraissent devoir prévenir beaucoup plus sûrement l'arthrite qui, on se le rappelle, se développe très-facilement sous l'influence de causes indépendantes de la blennorrhagie, plus sûrement, disons-nous, que cette vaine précaution abortive tant recommandée. Dans un mémoire de M. Higguet, de Liége (*De la Méthode substitutive ou de la cautérisation appliquée au traitement de l'uréthrite aiguë et chronique*), on démontre *presque* que tous les accidents reprochés à la méthode substitutive ne sont survenus que quand on l'a employée trop tard, à une époque où, au lieu d'essayer de faire avorter la blennorrhagie, on eût dû s'efforcer de la guérir, mais qu'au début elle peut être employée sans crainte et rendre les plus grands services.

Nous ne saurions accepter une telle manière de voir, et nous nous opposons formellement à toute injection de nitrate d'argent, à toute cautérisation au sulfate de cuivre, ou avec le porte-caustique de Lallemand, toutes manœuvres ayant pour but de faire avorter la blennorrhagie.

Eviter le froid, l'humidité ; prévenir les contusions,

les fatigues de l'articulation ; se dispenser, autant que faire se peut, de prendre des bains froids, pendant la période d'hypersécrétion de la blennorrhagie, telles sont les précautions à prendre pour tâcher de combattre l'invasion de l'arthrite blennorrhagique.

Mais il peut arriver que malgré l'emploi de ces moyens divers, malgré toutes les précautions prises, malgré tout le soin qu'on a mis à éviter les causes productrices de l'arthrite, celle-ci se soit manifestée et qu'elle ait commencé son évolution. C'est alors au traitement *curatif* qu'il faut recourir.

« C'est peu à peu et par l'usage interne de beaucoup de boissons douces et délayantes, disait Swediaur, par celui des frictions avec le liniment ammoniacal, mais surtout avec un onguent liquide fait avec la gomme ammoniaque dissoute dans du vinaigre scillitique que le gonflement se dissipe. » Il semble, tant ce traitement est simple, qu'un pareil gonflement soit l'affection la plus bénigne du monde. Depuis Swediaur, beaucoup de temps s'est écoulé ; beaucoup de théories ont été émises ; beaucoup de traitements ont suivi la loi ordinaire ; ils ont passé eux aussi, et l'arthrite est restée toujours la même.

Les médications diverses mises en usage sont excessivement nombreuses ; elles ont varié suivant les époques et surtout suivant l'idée qu'à chaque époque on s'est faite de la nature de l'affection.

Il y a déjà longtemps que la théorie de la métastase a produit ses effets et que l'on a proposé, comme base du traitement, la tentative propre à *rappeler l'écoulement*. Tarbes, professeur de chirurgie à Toulouse, est le premier qui ait proposé cette réinoculation de la blennorrhagie et qui l'ait mise en pratique en 1788. M. Lagneau professait aussi cette manière de voir, ou du moins établissait que, si on ne devait pas avoir recours à ce traitement énergique dans tous les cas, on devait l'employer toutes les fois que l'affection était grave et se compliquait par exemple d'ophthalmie blennorrhagique.

En réalité, faut-il chercher à rappeler l'écoulement ? Jamais. Autant nous avons combattu l'idée de supprimer la blennorrhagie au début, autant nous nous élevons contre cette idée qui veut faire rappeler l'écoulement du canal de l'urèthre. Ni par des bougies, ni par des injections irritantes, ni par l'inoculation de la matière blennorhagique récente, jamais on ne doit tenter ce moyen. En ramenant un écoulement, on n'est jamais sûr de pouvoir le maîtriser ; par elle-même, en effet, la blennorrhagie est chose grave, et elle expose à des complications facheuses. C'est sans doute au point de vue de la révulsion qu'on a tenté ce rappel ; mais, en vérité, n'est-ce pas considérer l'homme comme une machine à révulsion : première révulsion produite par l'arthrite sur la blennorrhagie ; deuxième révulsion (fort douteuse) par cette nouvelle blennorrhagie sur l'arthrite.

En eût-on le droit, est-on certain que ce procédé entraîne avec lui une innocuité parfaite? L'inoculation du pus blennorrhagique, récent ou non, peut amener des accidents autrement graves que ceux que l'on cherche à combattre. Ce pus peut provenir d'un chancre du canal. On a abusé, il est vrai, de ces chancres du canal de l'urèthre pour soutenir certaines théories ; néanmoins il n'est pas douteux qu'il puisse en exister et qu'il en existe. On exposerait donc d'une manière bien fâcheuse

la santé de l'individu que l'on soumet à un pareil traitement. Aussi, malgré l'autorité bien reconnue de Cullerier et de Lagneau, nous sommes autorisé, croyons-
nous, à laisser ce traitement dans un juste oubli.

Il est une autre méthode de traitement de l'arthrite
blennorrhagique plus ancienne que la précédente encore, moins sérieuse dans ses conséquences, mais aussi
peu efficace : c'est celle qui a pour base le *traitement
antisyphilitique*. « Le rhumatisme et la vérole, disait
Ucay, en 1702, se peuvent guérir par le même remède,
pourvu que ce remède soit diaphorétique et non purga-
tif, ni propre pour exciter la salivation, ce qui serait très-
contraire ici ». Quelques médecins, considérant donc le
virus blennorrhagique comme de même nature que le
virus syphilitique, n'ont vu dans l'arthrite qu'un accident constitutionnel et lui ont appliqué le traitement
antisyphilitique. Le succès a paru quelquefois légitimer leur thérapeutique; mais nous pensons que si,
dans quelques cas, on a obtenu la guérison de l'arthrite
blennorrhagique, survenue dans des circonstances
peut-être particulières, le résultat doit être attribué aux
propriétés non pas spécifiques, mais éminemment réso-
lutives du mercure. On a vu des malades atteints d'arthrite blennorrhagique non douteuse, mais ayant présenté auparavant des chancres, etc, se trouver parfaitement de ce traitement. C'est ainsi qu'on peut expliquer,
sans doute, les bons résullats obtenus par M. Rayer, qui
prescrivait des pilules de Sédillot à la période aiguë de
l'arthrite, et recommandait les fumigations cinabrées
quand l'arthrite passait à l'état chronique. Dans nos
observations il nous a été donné d'observer une fois l'influence de ce traitement, et nous croyons qu'il a peu

contribué à la guérison du malade. Nous rapportons ici cette observation qui est la première en date et que nous avons recueillie au début de nos études médicales :

OBSERVATION X.

Arthrite blennorrhagique radio-carpienne gauche ; orchite gauche.

(Observation recueillie à l'Hôtel-Dieu de Toulouse sous les soins de M. le professeur Guitard.)

J...... E....., âgé de 27 ans, terrassier, célibataire, entre le 31 janvier 1859, au nº 17 de la salle Notre-Dame, à l'Hôtel-Dieu de Toulouse, pour se faire traiter d'une maladie du poignet gauche.

Il nous raconte qu'en 1854, en Afrique, dans la province de Constantine, il a contracté les fièvres intermittentes tierces et les a gardées pendant un mois et demi, bien qu'il soit entré à l'hôpital militaire de suite après l'invasion de la maladie et qu'il y ait été traité par le sulfate de quinine à haute dose. Parti comme volontaire dans l'armée d'Orient, il n'a cependant pas eu à souffrir des intempéries de la saison comme ses frères d'armes. De retour à Toulouse, dans la dernière huitaine de décembre 1858, il pris une blennorrhagie, pour le traitement de laquelle il s'est confié à un pharmacien ; et, tout en continuant sa besogne de terrassier au chemin de fer, il a pris certains médicaments qui ont supprimé l'écoulement uréthral au bout de cinq jours. Mais alors le testicule s'est enflammé ; J...... a dû s'aliter, faire une application de 8 sangsues au périnée et y appliquer des cataplasmes de farine de graine de lin : huit jours après l'orchite était guérie et le malade se levait, se promenait, mais sans aucune espèce de précaution, même sans suspensoir. Aussi, vers le 15 janvier, il se trouva désagréablement surpris par l'apparition d'une douleur et d'une tuméfaction insolites, se manifestant sur le testicule droit. Deux ou trois jours après, ces mêmes accidents se montrèrent au poignet gauche, sans qu'il pût soupçonner quelle pouvait en être la cause. Des applications émollientes sur le testicule et le poignet furent mises en pratique ; il prit à l'intérieur des tisanes et de l'eau de Sedlitz ; mais l'amélioration se faisant attendre, il entre à l'Hôtel-Dieu. Il est juste d'ajouter que ce malade, d'un tempérament lymphatique et d'une constitution moyenne, n'a jamais eu d'accidents vénériens.

État actuel. Tuméfaction du poignet gauche surtout vers la rainure de la face dorsale de l'articulation ; en ce point, la tuméfaction affecte une forme allongée dans le sens de l'articulation et correspond à une tumeur plus aplatie et siégeant sur la face palmaire de cette articulation. Le diamètre transverse de la main paraît resserré par suite de cet aspect bombé que présente toute la face dorsale ; les doigts sont ramenés dans la demi-flexion ; les mouvements d'extension sont à peine possibles, et si le malade fait des efforts pour y arriver, il détermine une vive douleur dans l'articulation radio-carpienne. Les mouvements d'extension et de flexion sur l'avant bras sont impossibles ; ceux de la supination et de pronation ont lieu dans une certaine mesure. La température du poignet est élevée, et, en appliquant le doigt d'un côté sur la face dorsale de la tumeur, de l'autre sur la face palmaire, on produit facilement la sensation de fluctuation.

Quoique le malade prétende ne plus avoir d'écoulement, il est facile, en pressant le canal de l'urèthre, d'arrière en avant, d'en faire sortir une matière jaune verdâtre assez épaisse.

Le testicule gauche a son volume normal ; il n'est pas douloureux à la pression ; l'épidydime n'est plus engorgé. Le testicule droit, au contraire, est à peu près doublé de volume, du moins en apparence ; il présente une tuméfaction régulièrement arrondie, peu douloureuse à la pression et donnant facilement la sensation de fluctuation, à la partie supérieure ; l'épidydime volumineux augmente encore les dimensions de la tumeur. Au début, le malade ressentait, dans ce testicule, une douleur lancinante et vive: celle-ci a fait place à une simple gêne et à un sentiment de simple pesanteur.

L'état général n'est pas mauvais ; appétit, peu de soif ; pouls un peu élevé, urines faciles et sans douleur, mais par un jet moins fort qu'à l'état de santé. (Ponction du scrotum avec une lancette.) Ecoulement d'une petite quantité de sérosité striée de sang, immédiatement suivie de la rétraction de la bourse droite, auparavant lisse et tendue ; le volume, la gêne, la douleur gravative diminuent aussitôt. — Cataplasmes émollients sur le testicule et le poignet ; 1 degré, 2 lait.

1er février. Bonne nuit; point de douleur au testicule; quelques douleurs au poignet; point de fièvre. 1 degré, 2 laits, 2 pil. protoïodure de mercure, 3 tasses de salsepareille ; cataplasmes émollients sur le poignet et sur le testicule.

Le 2. L'écoulement est plus abondant depuis hier dans la journée; diminution du volume du testicule, devenu indolore et moins lourd; gonflement du poignet moins considérable, mais persistance de la douleur et de l'immobilité; un peu de gingivite, pas de soif, selles naturelles, appétit; rien dans les centres circulatoires. —1 degré, riz; tis. pect., 2 pil. proto; onc. merc.; catapl. émollients.

3-4 février. L'écoulement a cessé, testicule mieux, poignet un peu mieux; le malade commence à remuer les doigts; gencives encore un peu tuméfiées.—Id. gargarisme au chlorate de potasse.

5-6 février. Dents un peu déchaussées; matières pultacées avec selles peu abondantes, muqueuse buccale tuméfiée.—Même traitement.

10 février. La tuméfaction du poignet a complétement disparu et la douleur ne se révèle que dans les mouvements forcés. Le testicule est guéri. Les gencives sont moins malades.—Cautérisation légère des gencives avec l'acide chlorhydrique, badigeonnage du poignet avec la teinture d'iode; tisane de salsepareille.

Le 18. Mouvement de flexion du poignet encore impossible, inflammation de la bouche disparue; rien au testicule, urines faciles et claires; plus d'écoulement.—Ouate sur les bourses et autour du poignet; 1 pil. proto; frictions à la teinture d'iode.

Le 24. Tout accident a disparu; le malade sort guéri de l'arthrite et de l'orchite.

Mais si nous pensons qu'il est dangereux de faire avorter la blennorrhagie et inutile de donner des antisyphilitiques, nous croyons, au contraire, qu'il est de règle et de saine pratique de soigner et de *guérir la blennorrhagie*. Bien loin de rappeler l'écoulement, tous les efforts doivent tendre à l'éteindre tout à fait, et, selon le degré d'acuité, le siége et l'ancienneté de la blennorrhagie, il faut toujours diriger contre elle les moyens réclamés par chacun de ces états, tantôt par les voies digestives (copahu et cubèbe), tantôt, mais plus rarement, par les injections dans l'urèthre. Celles-ci seront des solutions, à divers degrés, de nitrate d'argent, de sous-nitrate de bismuth, de tannin, de sulfate de zinc, d'eau blanche laudanisée, etc.

On évitera surtout de suspendre ce traitement tant que le canal de l'urèthre présentera une humidité quelconque. Tant que le canal n'est pas complétement desséché, en effet, il peut, sous une cause quelconque, s'enflammer de nouveau et donner une deuxième fois naissance à l'arthropathie. Aussi ce traitement devra-t-il être très-rigoureux : au besoin, on mettrait en usage les émissions sanguines, les purgatifs, les émollients, quelques révulsifs ; en un mot, le traitement le plus convenable sera approprié à la cure de cette uréthrite. Ce traitement, depuis longues années mis en pratique à la Maison municipale de santé, n'a jamais donné que de très-heureux résultats entre les mains de son auteur.

Les balsamiques jouent, on le sait, un grand rôle dans la guérison de la blennorrhagie. Mais le *copahu*, outre son action antiblennorhagique, a-t-il aussi une heureuse influence sur l'arthropathie? Ribes, avons-nous dit, obtint deux succès de l'emploi à haute dose du baume de copahu (12 à 15 grammes par jour). Mais M. Rollet pense qu'il n'agit qu'indirectement sur l'arthrite; il s'oppose bien à sa marche envahissante, mais seulement parce qu'il modère ou arrête l'écoulement.

Pour nous, ce n'est point là ce qui résulte de l'observation des faits. Qu'un malade soit traité ou non par le cubèbe ou le copahu, il n'en guérit pas moins de son arthrite. Dans les cas où l'uréthrite, supprimée depuis longtemps, depuis plusieurs jours, a donné cependant lieu à une arthrite, le copahu n'a pas été prescrit, et l'affection articulaire est arrivée à bon port. Les balsamiques seraient donc sans influence aucune sur l'arthrite elle-même. Ils n'ont d'action que sur la blennorrhagie, et comme ils ne sont pas toujours nécessaires, dans le cas actuel, puisque la blennorrhagie peut être supprimée ou sur le point de l'être quand apparaissent les accidents, il s'ensuit que le copahu est entièrement étranger à la guérison de l'arthrite.

Mais suffit-il de s'occuper de la blennorrhagie pour voir disparaître la complication articulaire? Il s'en faut. Dès que la manifestation morbide a atteint une articulation, la scène symptomatique a changé. L'article malade présente à l'observateur une série de phénomènes dont il doit tenir compte. Il semble que tout se soit porté sur le point affecté et que l'arthrite absorbe à elle seule la somme morbide dévolue à l'organisme entier. Aussi réclame-t-elle à son tour une thérapeutique toute particulière, spéciale, quelquefois très-énergique.

Cependant, hâtons-nous de le dire, le rôle du médecin dans cette circonstance est en quelque sorte passif. Il surveille l'évolution de la maladie, et, suivant que tel ou tel symptôme se présente, il emploie telle ou telle médication; il ne fait que suivre les indications qui se présentent; aussi le traitement va-t-il maintenant varier suivant qu'il aura plus directement affaire au symptôme hydarthrose, arthrite rhumatoïde ou douleur.

Emissions sanguines. — La médication antiphlogistique peut trouver son application dans les trois cas; elle est subordonnée à la constitution du malade, à son état plus ou moins pléthorique, à la réaction qui peut se présenter quelquefois; mais rarement la fièvre est

assez forte pour qu'on doive recourir à la saignée.
M. Ricord dit s'en être servi assez souvent et avoir usé
même des saignées coup sur coup, selon la méthode de
M. Bouillaud. Dans le plus grand nombre de cas, toutefois, la saignée est inutile, même quand plusieurs articulations sont prises, et on doit s'en abstenir. Pour
notre propre compte, nous ne l'avons jamais vu mettre
en pratique, et nous nous expliquons très-bien cette rareté en considérant que l'arthrite blennorrhagique survient rarement chez les individus sanguins et robustes.

Sangsues. — Il n'en est plus de même d'une application de sangsues. 8, 10, 15 et même 20 sangsues, autour
de l'articulation du genou par exemple, peuvent contribuer à en amener la prompte résolution. Toutefois,
cette prescription n'est indiquée que dans les cas pyrétiques et au début, alors que l'épanchement articulaire
n'est pas encore produit, qu'il y a de l'empâtement, de
la douleur, et peut-être même un peu de rougeur. Le
soulagement notable que procure une application de
sangsues est encore augmenté, a-t-on dit, par l'administration d'un grand bain. Le fait est possible, mais
nous n'oserions conseiller un pareil moyen. Le sang,
en effet, coule en grande abondance sous l'influence du
bain, et cette perte peut contribuer à affaiblir un sujet
déjà peu robuste. Ce premier inconvénient serait encore
de peu de valeur, car on peut réparer bien vite les
forces du malade ; mais, quand on prescrit un bain à
un individu qui est en quelque sorte perclus et qu'il faut
à tout prix éviter un refroidissement quelconque, est-il
permis de compter assez sur le malade lui-même pour
qu'il ne prenne pas froid au sortir du bain et ne s'ex-

pose pas ainsi à une recrudescence des symptômes qui le rendent déjà impotent ? Cette précaution hygiénique demande à être prise en considération. Dans tous les cas, l'état du pouls devra indiquer le moment et l'opportunité de la saignée, soit locale, soit générale.

Après avoir attendu quelques jours, si l'inflammation est peu intense, ou si elle est tombée sous l'influence d'une émission sanguine locale ou générale, on doit alors faire usage d'un moyen héroïque dans ce cas, nous voulons parler du *vésicatoire* volant ; et, en raison de l'état des organes urinaires, on doit avoir la précaution de le saupoudrer de camphre. Ces vésicatoires pourront être répétés si la résolution se fait trop longtemps attendre. « Si les symptômes ne sont pas aigus, dit M. Ricord, vésicatoires, mais larges, englobant l'articulation et répétés. Si les malades se refusent à un deuxième, il faut faire suppurer le premier ; on peut quelquefois les camphrer. » On peut en appliquer successivement sur les articulations malades, et, comme le nombre de ces dernières est d'ordinaire peu considérable, elles pourront bénéficier toutes de ce moyen thérapeutique toujours efficace ; le vésicatoire, d'ailleurs, n'est pas seulement un puissant moyen de révulsion, il active la résorption du liquide épanché quand il y a hydarthrose, surtout si après quelque temps on emploie une *compression* modérée.

Préconisée par Velpeau, celle-ci a donné souvent de très-bons résultats. C'est lorsque l'épanchement est considérable et qu'il tarde beaucoup à se résorber que cette médication a produit de bons effets. Billroth a mis souvent ce procédé en usage, et M. Demarquay a placé ce mode de traitement au rang d'une pratique usuelle. La plupart des observations que nous rapportons ici ont été en partie recueillies chez des sujets traités par la compression.

Les *purgatifs*, et surtout les purgatifs salins qui enlèvent la sérosité du sang et s'opposent ainsi à l'hydropisie articulaire, ont été conseillés par M. Ricord. Nous avons eu rarement occasion de voir pratiquer une telle méthode. Quand des purgatifs ont été administrés, ils étaient dirigés contre les symptômes d'embarras gastrique intercurrents, et non contre l'arthrite elle-même qui n'a dû en éprouver qu'indirectement les heureux effets. Dans ces cas d'ailleurs un éméto-cathartique remplit mieux l'indication ; et lorsque c'est aux purgatifs qu'on doit recourir, les drastiques sont laissés en dernier lieu, bien que Teissier dise avoir vu ces derniers réussir quelquefois.

Le *tartre stibié* a été également préconisé, comme altérant, comme antiphlogistique ; mais c'est surtout dans le rhumatisme articulaire aigu qu'il peut être efficace ; ses effets ont été peu marqués dans l'arthrite blennorrhagique.

Le *nitrate de potasse*, la *teinture de colchique*, l'*aconit*, employés avec succès contre le rhumatisme ordinaire, ont une efficacité bien douteuse dans l'arthrite blennorrhagique ; la pratique n'a pas confirmé ce qu'on avait espéré.

La *vératrine* a été prescrite par Trousseau qui ne voyait d'autre différence entre l'arthrite blennorrhagique et le rhumatisme que celle de l'absence des complications cardiaques dans le premier cas.

Rollet dit avoir retiré de très-bons effets de l'usage souvent répété du *calomel à dose fractionnée*.

Baudens, en 1844, prescrit le *sulfate de quinine* et s'en

trouve bien. Enfin, la liste entière des médicaments préconisés contre le rhumatisme est aussi épuisée pour combattre l'arthropathie blennorrhagique ; et tantôt un succès, tantôt un revers, s'inscrivent pour ou contre la guérison de l'arthrite.

Les *douches de vapeurs* simples ou aromatiques ont, paraît-il, rendu de grands services, quand elles ont été employées à la dernière période de l'affection. Il se peut, en effet, que cette médication ait de bons résultats ; mais le difficile est de bien choisir le moment de son application. Nous en avons une preuve dans l'observation suivante :

OBSERVATION XI.

Arthrite blennorrhagique du poignet droit ; traitement par les bains de vapeurs ;
augmentation de la douleur. Guérison.
(Observation reueillie à la Maison municipale de santé, service de M. Demarquay.)

Le 20 mars 1865, entre au n⁰ 20 du 2ᵉ étage de la Maison de santé, un jeune homme de 28 ans, D.... (Jules), brun, bien constitué, n'ayant jamais été malade, mais souffrant en ce moment de son poignet droit. Né de parents très-sains, il ne connaît dans sa famille aucun membre atteint de rhumatisme, de goutte ou de gravelle ; il a été vacciné et n'a pas eu de petite vérole.

Bien qu'il se soit maintes fois exposé à contracter la vérole, il n'y a pas réussi ; exceptons pourtant 3 blennorrhagies qui ont suivi leur marche, sans amener d'accidents. Ceci n'est pas tout à fait exact, puisque la première blennorrhagie qui remonte à onze ans a été suivie de douleurs articulaires vives, sans augmentation notable du volume des articulations fémoro-tibiales et huméro-cubitales qui en étaient le siége.

Dans les premiers jours de janvier 1865, il fut une quatrième fois compris dans les faveurs de Vénus, et la chaudepisse qu'il prit vers le 18 janvier fut cette fois très-abondante. Malgré tous les soins elle coula abondamment jusqu'au 15 février et enfin, probablement sous l'influence du copahu et des injections de guimauve et de graine de lin , elle se supprima peu à peu vers le 20 du même mois. Sous l'influence d'un écart de régime, d'une libation un peu prolongée, elle reparut le 12 mars, mais alors elle amena avec elle un gonflement douloureux du poignet droit, sans que le malade pût en expliquer la présence; il n'avait pas reçu de coup, il n'avait pas pris froid, n'avait rien mangé qui lui ait été préjudiciable. Quoi qu'il en soit, l'écoulement existait, mais moins abondant, tout aussi épais que la première fois; la douleur du poignet augmentait en faisant mouvoir l'articulation. Il n'y avait pas de rougeur et on ne percevait pas la présence d'un liquide entre les surfaces articulaires.

Ayant pris aussitôt conseil à ce sujet, il prit un bain de vapeurs qui ne fit qu'accroître l'acuité des symptômes, la douleur devint plus vive, l'engorgement augmenta, les mouvements, quelques légers qu'ils fussent, devinrent insupportables.

Un second bain de vapeurs est néanmoins prescrit; il amène un résultat en tout semblable au premier. Aussi, craignant de plus graves accidents, le malade se décide à entrer à la Maison de santé.

L'articulation radio-carpienne droite a alors un volume d'au moins un tiers plus considérable que l'articulation gauche; elle est le siége d'un empâtement considérable; il y a de l'œdème jusqu'à l'extrémité des doigts, ceux-ci sont en forme de fuseaux; la douleur est très-marquée; la rougeur presque nulle, mais la chaleur y est âcre cependant. La fièvre est insignifiante, le pouls, petit, marque 92 pulsations; la langue est bonne, un peu pâle, rien du côté du cœur ni des poumons. Etat général satisfaisant. —Vésicatoire, bain sulfureux, palette pour fixer l'avant-bras et la main droite, maintenus immobiles, par une bande; 2 degrés, tisane de chiendent.

25 mars. Depuis le jour où on a levé le vésicatoire jusqu'à maintenant, le malade ne s'est pas trop plaint de son poignet; les pansements ont été faits sans lever la main de dessus la planchette, et aussitôt après celle-ci a été refixée par une compresse et une bande roulée.

1er avril. Le vésicatoire est sec, l'articulation a beaucoup diminué de volume; elle est encore douloureuse par instant, et la douleur revêt le caractère lancinant. —Appareil dextriné, 2 degrés, tisane de chiendent.

Le 12. Levée de l'appareil dextriné; le carpe diminué de volume balottait dans l'appareil; l'articulation permet un léger mouvement de flexion et d'extension; le cubitus et le carpe ne semblent pas atteints par la maladie articulaire; les mouvements du pouce de l'index, du médius, sont douloureux par retentissement au carpe; la pression augmente encore la douleur; il n'y a presque plus de gonflement; à peine un peu de rougeur indique-t-elle la place du vésicatoire. Comparée à l'autre articulation gauche, l'articulation radio-carpienne droite présente une très-légère différence en plus. —Réapplication de l'appareil dextriné.

Le 24. Ne ressentant plus aucune espèce de douleur, soit directe, soit communiquée, le malade demande qu'on le débarrasse de son appareil. Celui-ci enlevé permet d'établir le complet rétablissement des fonctions de cette articulation.

Dans ces derniers temps, le Dr Chevandier, de la Drôme, a modifié le mode d'administration des bains de vapeurs. Considérant l'arthrite blennorrhagique comme une manifestation de la diathèse rhumatismale, réveillée et mise en évidence par la blennorrhagie, il a prescrit et fait administrer des bains de vapeurs térébenthinées, qui devaient atteindre à la fois les deux affections concomitantes. « Du 16 au 30 novembre dernier, dit-il, le malade prit 7 bains à 50°, et de 25 minutes de durée. L'emmaillottement dura une heure. La sudation fut très-abondante. » « Dès le troisième bain, les douleurs articulaires avaient disparu et l'épanchement intra et péri-articulaire avait considérablement diminué. Quelques frictions avec la teinture d'iode iodurée, étendue par moitié d'eau distillée, suivies d'une compression méthodique, achevèrent la cuve. Elle était complète au 3 décembre. »

Voilà un fait qui serait certainement très-concluant, si des observations malheureuses résultant d'une même médication ne venaient en diminuer le mérite.

Les médications les plus diverses, on le voit, ont, tour

à tour, été couronnées de succès ou suivies de revers. Aussi est-ce cette même irrégularité des résultats obtenus qui nous engage à nous mettre en garde contre la médication générale qui s'adresse à l'économie entière et qui a pour but de modifier la constitution elle-même. Les moyens locaux satisferont mieux notre attente. Passons-les brièvement en revue.

Lorsque l'hydarthrose est prononcée, quel moyen s'offre naturellement à l'esprit pour en favoriser la disparition? Nous avons déjà dit que l'application successive de plusieurs vésicatoires, aidée de la compression, aidait singulièrement ce résultat. Mais, dans quelques cas exceptionnels, la résorption ne s'opère pas, et il est nécessaire de recourir à des moyens plus énergiques, plus actifs.

La *ponction* de l'articulation a été deux fois pratiquée par Baudens.

L'*incision* de la capsule, conseillée dans cette circonstances, a été condamnée par Boyer; et la méthode de Desault, bien qu'elle expose moins que la précédente à l'introduction de l'air dans la cavité séreuse, a été, à son tour, formellement blâmée par Blandin. Mais ces deux manières de débarrasser l'articulation de la sérosité qu'elle renferme ne sont pas sans danger, tants'en faut; et la ponction elle-même, bénigne en apparence, a pu, dans le cas de M. Guérin, rendre nécessaire l'amputation du membre. Aussi renonçons-nous, pour notre propre compte, à metttre de tels moyens en pratique. La nature n'a nul besoin d'être précipitée, et, en thérapeutique, chercher la guérison à l'aide de moyens hâtifs, c'est la reculer sinon l'anéantir.

Le traitement mis en pratique par M. Demarquay en

est une éclatante preuve. Jamais, dans sa pratique, ce chirurgien n'a eu recours à de telles violences, et jamais accident n'a surgi entre ses mains.

L'*immobilisation* du membre, quel qu'il soit, a procuré les plus heureux résultats, que ne pouvaient donner les médications et les soins que nous venons d'examiner. Placer le membre sur une attelle, quand il s'agit de la main ou de l'avant-bras; dans une gouttière, si c'est le bras ou le membre inférieur qu'il faut traiter; le recouvrir d'ouate, l'envelopper de linges et d'une bande roulée qui comprime légèrement l'appareil, tel est le moyen simple et sans danger, qui, en quelques jours, quelques mois peut être (suivant la gravité du cas), va mener à bonne fin l'arthrite blennorrhagique qu'il doit guérir.

Sans doute, le succès n'est pas rapide comme quand on vide l'articulation tout d'un coup. Le moyen paraît même assez peu efficace tout d'abord. Mais, grâce à cette immobilisation, les fonctions ne seront pas troublées, l'organisme n'éprouvera aucun trouble immédiat ; le traumatisme y est, pour ainsi dire, nul, la réaction absente, le soulagement immédiat : la douleur disparaît, comme par enchantement.

Cette immobilisation, d'abord obtenue par une gouttière ou une attelle et des bandes simples, sera bientôt continuée par l'emploi d'un bandage plâtré ou mieux dextriné ; et c'est ainsi que, sans autre appareil, sans nouvelle prescription, on obtiendra souvent des succès inespérés.

Certaines modifications deviennent quelquefois cependant nécessaires. Lorsque après avoir levé un premier appareil, appliqué comme il vient d'être dit, l'amélioration ne marche pas suffisamment vite au gré du chirur-

gien, un large emplâtre de Vigo, ou mieux des bande-
lettes de Vigo, imbriquées et formant cuirasse autour de
l'articulation malade, contribueront à activer la résolution de la tumeur articulaire. On aura soin, bien entendu, de recouvrir cette coque d'emplâtre de Vigo, d'un
nouvel appareil dextriné qui, laissé plusieurs jours en
place, triomphera bientôt des accidents qui peuvent se
présenter.

On a reproché, à différentes reprises, à l'immobilité
articulaire, d'amener des accidents quelquefois sérieux
et plus dignes d'attention eux-mêmes que les accidents
que l'on cherche à combattre.

Dans un mémoire sur *les effets de l'immobilité absolue
des articulations*, M. Teissier, de Lyon, conclut que cette
immobilité absolue peut occasionner : 1° leur simple
roideur ; 2° l'épanchement de sang ou de sérosité dans
leur cavité ; 3° l'altération des synoviales et la formation
de fausses membranes ; 4° l'altération des cartilages
sans adhérences des surfaces articulaires ; 5° l'ankylose.

De tous ces accidents, nous n'avons vu survenir que
le premier. Quant au second, s'il s'est produit, il
est passé inaperçu. L'altération des synoviales et la présence des fausses membranes nous paraissent fort en
désaccord avec la clinique ; enfin, l'altération des cartilages, sans adhérence des surfaces articulaires, est une
complication que nous n'avons malheureusement jamais pu vérifier, faute de nécropsie. Aussi restons-nous
persuadé de l'innocuité du traitement mis en pratique
par M. Demarquay, et croyons-nous devoir le recom-
mander dans la pratique journalière.

Une légère modification apportée à ce traitement ne

nous paraît pas devoir être négligée : nous voulons
parler des badigeonnages à la teinture d'*iode* sur l'articulation malade. Ces onctions ne contribuent pas peu,
nous semble-t-il, à l'amélioration du mal. Elles ont été
recommandées d'ailleurs par Boinet, Bonnet, Billroth,
Demarquay.

M. Piorry en a aussi fait usage, et il rapporte deux
observations dans lesquelles la guérison a eté obtenue
en sept jours, dans un cas; en trois jours, dans l'autre !
Il est juste de dire que cet auteur avait en même temps
prescrit l'*iodure de potassium* (*Gazette des hôpitaux*, 1865,
p. 199), médicament qui avait déjà été mis en pratique,
mais qui n'avait jamais fourni un aussi beau résultat.

En même temps que ces traitements divers sont mis
en usage, selon les indications et parallèlement aux
moyens dirigés contre la maladie, le chirurgien aura à
examiner soigneusement la constitution du malade :
cette étude pourra apporter, dans la médication à suivre, des modifications dont il est impossible de donner
ici les nuances. C'est ainsi que, si le malade est débilité,
il faudra de toute nécessité le tonifier par les divers
moyens dont dispose la thérapeutique; l'influence de son
état général se fera immédiatement ressentir sur la
marche de la maladie articulaire, et le succès de la
guérison se trouvera intimement lié à cet état général
qu'il est nécessaire de modifier.

Nous n'avons point parlé du traitement des complications de l'arthrite, telles que l'ophthalmie, la cophose, etc. La thérapeutique de ces manifestations sort du
cadre que nous nous sommes imposé.

Quant aux complications proprement dites, inhérentes
à l'arthrite elle-même, déformation, flexion du membre

rétraction, etc., etc, leur traitement ressort plus particulièrement du traitement des maladies articulaires en général, et ne présente rien de spécial qui soit particulier à l'arthrite blennorrhagique. Nous ne nous en occuperons donc pas, laissant au lecteur, désireux d'approfondir cette question, le soin de l'étudier dans les ouvrages de chirurgie et plus spécialement dans le *Traité sur les maladies articulaires*, de Bonnet.

Nous n'ajouterons qu'un mot pour en finir avec le traitement de l'arthrite blennorrhagique. Nous avons vu que souvent la douleur constituait le symptôme prédominant de cette maladie.

Dans ces cas, et lorsque les moyens auxquels nous avons conseillé de recourir, font défaut, ne pourrait-on chercher à paralyser du moins cette même douleur? Calmer le malade, ce serait le guérir.

L'injection hypodermique de chlorhydrate de morphine pourrait-elle obtenir ce résultat? Déjà Texier a eu cette idée, et, l'ayant mise même à exécution, s'en est, dit-il, bien trouvé. Le moyen est simple, et pour peu qu'il contribue à apaiser le mal, il doit être mis en usage. Il se recommande donc, et par la simplicité de sa pratique, et par la rapidité de ses effets.

La thérapeutique de la douleur dans l'arthrite ne serait pas moins très-restreinte si on ne pouvait user que de ce moyen. Il en est un autre que nous avons vu employer à la Maison municipale de santé et auquel M. Demarquay attribue une incontestable supériorité. C'est celui qu'il met en usage alors que l'appareil inamovible n'a pas produit le résultat espéré, ce qui est bien rare, reconnaissons-le : c'est dans les cas où la douleur se maintient vive, lancinante, intolérable que l'*association*

de l'alcoolature d'aconit et de l'opium, à la dose de 1 et
2 grammes pour la première, de 5 centigrammes à
60 centigrammes et quelquefois plus, pour le second, produit de très-heureux effets. Avec l'emploi de ce moyen,
le malade voit disparaître sa douleur ; les fonctions digestives, un instant suspendues, reprennent leur marche, malgré l'emploi de l'opium ; le sommeil reparaît,
la tranquillité, l'espoir renaissent, et bientôt le calme
entier va se rétablir, laissant à la maladie toute faculté
d'évoluer sans encombre.

OBSERVATION XII.

Arthrite blennorrhagique généralisée.
(Observation recueillie dans le service de M. Demarquay.)

Le nommé D..., caissier comptable, âgé de 25 ans, d'un tempérament lymphatique, entre, le 4 janvier 1862, dans le service de
M. Demarquay, à la Maison de santé.

Il avoue avoir contracté une première blennorrhagie en 1856.
Les conditions dans lesquelles il se trouvait chez ses parents ne lui
permirent pas de se soigner immédiatement. Quinze jours après le
début de son écoulement, et celui-ci persistant toujours, ce jeune
homme fut pris successivement, dans plusieurs articulations, de
douleurs violentes avec rougeur et gonflement ; il fut obligé de
garder le lit, on lui pratiqua une ample saignée, et le traitement
local consista en des applications de cataplasmes émollients sur les
articulations malades. Quant à la blennorrhagie, elle ne fut point
traitée immédiatement, le malade n'en ayant pas parlé à son médecin. Les douleurs articulaires ne durèrent que trois semaines
environ ; au bout de ce temps, le malade reprit ses occupations ha-
bituelles, se mit, tout en travaillant, à prendre du cubèbe, à la
dose de 10 à 15 grammes par jour. L'écoulement disparut au bout
d'un mois de traitement.

En 1858, nouvelle blennorrhagie, dans le courant de laquelle
survinrent un gonflement et une douleur excessivement intense
dans l'articulation du genou. Cette fois la douleur resta limitée à

ce point. Le traitement, fait à la Maison de santé, dans le service de chirurgie, a consisté dans l'application de cataplasmes émollients, des frictions avec l'onguent napolitain, puis un bandage compressif, et 10 grammes de cubèbe matin et soir. La guérison était complète au bout de cinq semaines.

Dans la période de 1856 à 1858, le malade a joui d'une bonne santé. D'ailleurs avant ces accidents, il n'a jamais été malade. Ses parents jouissent de la plus parfaite santé, mais ses grands parents ont eu, dit-il, des rhumatismes. La chambre qu'il habite est parfaitement bien aérée et sans humidité. Il ne commit jamais d'excès alcooliques ni vénériens. Il fait usage d'une nourriture fortement azotée en ne mangeant presque exclusivement que de la viande. Dans les jours qui ont précédé l'apparition des douleurs, il ne s'est pas aperçu qu'il ait éprouvé un refroidissement brusque, le corps étant en sueur, non plus qu'un refroidissement lent, dû à l'action prolongée du froid.

Au mois de novembre 1861, ce jeune homme gagne une nouvelle blennorrhagie : celle-ci est encore suivie d'accidents analogues. Il entre à la Maison municipale de santé, le 4 janvier 1862, dans l'état suivant :

Écoulement d'un liquide muco-purulent, blanchâtre, par le canal de l'urèthre qui est légèrement douloureux à la pression. Couleurs vives dans les 4 derniers orteils du pied gauche, gonflement des articulations phalangiennes et métatarso-phalangiennes de ces orteils ; rougeur diffuse au niveau des points douloureux : chaleur sensiblement augmentée dans ces points ; orteils fortement fléchis. Etat général d'ailleurs assez satisfaisant ; un peu de fièvre le soir ; les douleurs empêchent le malade de dormir ou le réveillent brusquement Rien de particulier du côté des voies digestives, si ce n'est un peu de diminution de l'appétit ; rien du côté des voies respiratoires, ni des voies circulatoires.—Tisane de chiendent ; cataplasmes. 2 degrés.

6 janvier. Fièvre assez intense hier soir. Douleur vive le long du trajet du cordon testiculaire droit qui, ce matin, est engorgé ; on constate l'existence d'une épididymite à droite. — 10 sangsues sur le cordon, cataplasmes ; bouillons, potages.

Le 15. Amélioration sensible. L'écoulement persiste, quoique notablement diminué ; douleurs articulaires moins vives. L'épididyme est beaucoup moins dur. —Emplâtre de Vigo sur les testicules, 5 grammes de cubèbe matin et soir.

Le 31. Plus de douleurs articulaires au pied, elles se font maintenant sentir dans l'articulation huméro-cubitale gauche; toutefois elles y sont moins vives et il n'y a ni rougeur, ni gonflement bien sensible. Diarrhée depuis deux jours. — Supprimer le cubèbe.

5 février. Ouverture d'une tumeur fluctuante apparue dépuis quelques jours dans l'aine droite ; elle laisse écouler la valeur d'une cuillerée de pus de bonne nature.

Le 16. Tout est rentré dans l'ordre ; de tous les symptômes, l'écoulement est le seul qui persiste, mais il est très-peu abondant. Le malade continue à prendre 15 grammes de cubèbe par jour ; il fait ses préparatifs de départ.

OBSERVATION XIII.

Arthrite blennorrhagique multiple du tarse, de l'épaule, des articulations sterno-claviculaire gauche et temporo-maxillaire gauche; traitement par l'iodure de potassium. Guérison.

Le nommé C..... (Félix) est âgé de 30 ans, homme de peine et marié; il est d'une constitution médiocre, d'une pâleur extrême, d'un tempérament lymphatique très-prononcé. Aucun renseignement relatif à ses grands parents n'explique la maladie pour laquelle il réclame actuellement des soins médicaux. Sans jamais avoir été lui-même malade auparavant, il est loin d'avoir une robuste santé et éprouve de temps en temps des malaises, des indispositions, passagères sans doute, mais qui deviennent à charge par leur persistance. Il faut dire, il est vrai, que, marié depuis trois ans seulement, il se livre à des rapprochements sexuels exagérés et connaît sa femme régulièrement tous les jours. Cela ne l'a pas empêché de prendre, il y a deux mois et pour la troisième fois, un écoulement blennorrhagique qu'il a attribué à ces mêmes excès de coït, ne pouvant admettre que sa moitié l'eût gratifié d'autre chose que d'un simple échauffement, comme il l'appelle lui-même. Aussi s'est-il contenté de boire de la tisane de graine de lin, de s'abstenir de vin et autres boissons alcooliques. L'écoulement, blennorrhaghique ou simplement inflammatoire peu importe, a néanmoins persisté et a fourni une matière blanchâtre, épaisse, visqueuse, assez abondante; la douleur à la miction était vive, et les urines de temps en temps chargées.

Les choses en étaient là, et le malade n'avait rien changé à sa vie maritale, lorsque tout à coup, un soir, rentrant de son ouvrage, il se sent le pied droit lourd, fatigué, douloureux même. Il n'y prend garde; mais, le lendemain, la douleur avait augmenté, le volume s'était accru, la marche devenait impossible. C'était le 10 décembre; l'écoulement existait encore, mais à peine marqué. Il est bon d'observer qu'il n'avait rien changé à ses habitudes; qu'il n'avait point fait d'excès; qu'il ne s'était exposé à aucun refroidissement lent ou subit autre que celui de la température, assez basse à ce moment. Sur l'avis d'un médecin, il s'alita d'abord, appliqua ensuite un vésicatoire sur le pied, prit quelques diurétiques, et se décida enfin à entrer à l'hôpital de la Charité, où nous le voyons, pour la première fois, à la visite du soir (dans le service de M. Pidoux), le 17 décembre 1867.

État actuel. A son entrée, l'amaigrissement est très-sensible ; le malade est d'un blanc mat et son état général ne rappelle en rien celui d'un rhumatisant; le pouls est légèrement fréquent, mais il n'y a pas de chaleur à la peau. L'articulation tarsienne seule est malade, tandis que le cou-de-pied est parfaitement sain ; la face dorsale du pied est le siége d'un gonflement considérable mal limité, qui s'étend à toute cette face dorsale et donne à cette région une forme anormale; la pression, les mouvements à ce niveau sont douloureux, et la marche est entièrement impossible; un vésicatoire, appliqué depuis quatre jours, en empêchant de constater s'il y a de la rougeur, contribue à augmenter encore la difficulté de la station de ce côté; d'ailleurs, pas de point fluctuant, pas de siége de prédilection de la douleur, qui est généralisée, dans toute la région ; on croirait assister au début d'une tumeur blanche. Les articulations scapulo-humérale gauche, et sterno-claviculaire du même côté, sont douloureuses; la dernière seule est le siége d'un léger gonflement et d'un peu de rougeur ; l'articulation temporo-maxillaire gauche provoque également quelques douleurs dans les mouvements que nécessite la mastication. Du côté du cœur, dédoublement du premier bruit à la base, sans impulsion. Rien dans les voies respiratoires ou digestives. — L'écoulement intestinal a complétement disparu ; il n'a laissé ni adénite, ni orchite. — Pansement du vésicatoire; tisane de noyer; potion avec 1 gramme iod. de potassium.

19 décembre 1867. Moins de gonflement à la face dorsale du pied; toujours un peu de douleur à la pression. Les autres articulations sontcomplétement libres; l'écoulement ne reparaît pas. — Pansement du vésicatoire; julep, iodure de potassium.

État stationnaire les jours suivants.

Le 22. État légèrement fébrile, pouls fréquent (110), petit; rien d'ailleurs dans aucun organe qui puisse expliquer cet état. Le pied a repris à peu près son volume normal; il demeure un peu douloureux et présente encore un certain degré d'empâtement. — Pommade iodurée; julep iodure de potassium.

Le 30. Bien que le pied semble complétement revenu à ses diamètres normaux, la marche est toujours difficile et le malade ne peut reposer sur la face plantaire. Son état général est d'ailleurs excellent. Il reste encore quelques douleurs rhumatoïdes vagues du côté de l'épaule. L'appétit, le sommeil sont bons; toutes les fonctions se font bien; il n'y a plus rien au cœur. — Même traitement.

8 janvier 1868. Depuis trois jours le malade ne prend plus de médicament; il a commencé à marcher, quoique avec beaucoup de peine, et aujourd'hui il se dispose à quitter l'hôpital.

OBSERVATION XIV.

Paraphymosis : arthrite blennorrhagique de l'articulation radio-carpienne gauche ;
immobilisation. Guérison.
(Observation recueillie à la Maison municipale de santé, service de M. Demarquay.)

X..., âgé de 20 ans, entre, le 10 janvier 1867, à la Maison municipale de santé, pour se faire réduire un paraphimosis.

Ce jeune homme, qui paraît à peine un enfant, est pâle, lymphatique et d'une constitution délicate. Il n'a cependant jamais été malade et ses parents ne sont ni rhumatisants, ni goutteux, ni graveleux. Porteur d'un phimosis congénital assez prononcé, il n'a eu aucune affection vénérienne ; mais sur une dizaine de rapports sexuels qu'il avoue avoir pratiqués, pas un ne s'est effectué sans qu'il se soit produit un paraphimosis, spontanément réductible après le coït.

Les derniers rapports qu'il a eus remontent, dit-il, à vingt et un jours (1 seul coït); le paraphimosis qui s'en est suivi a persisté cette fois; et c'est sur l'avis d'un médecin qu'il vient chercher secours à la Maison de santé.

La réduction de cet accident est opérée, mais non sans quelque difficulté; une déchirure survient à la partie antérieure et supérieure du prépuce; elle s'étend à 1 centimètre en arrière; la verge était très-volumineuse.

16 janvier. Les phénomènes inflammatoires consécutifs ont disparu sous la seule influence de quelques applications de compresses imbibées d'eau froide. La déchirure du prépuce est en voie de cicatrisation ; elle forme un angle ouvert en avant, assez semblable à celui qui résulte de l'opération du phimosis par la simple incision à la face dorsale du gland. Il y a un peu de pus entre le gland et le prépuce; mais, en pressant à la base du gland pour faire sortir ce pus, on fait, en même temps, sourdre une goutte de matière visqueuse et verdâtre, par le méat urinaire. Cette matière sort en plus grande quantité si on presse à partir de la racine de la verge. — On continue les compresses froides ; charpie sèche entre les lèvres de la plaie, et sous le prépuce; bain, tisane de graine de lin.

Le 19. La cicatrisation des lèvres de la plaie marche régulièrement ; l'écoulement blennorrhagique est moins abondant; il n'y a pas de douleur en urinant. — Charpie entre le gland et le prépuce; tisane de graine de lin ; vin de Bordeaux, 250 grammes. 2 degrés. Eau de Spa, 1 bouteille.

Le 20. Dans la nuit sont survenues de vives douleurs à l'avant-bras gauche; le coude, le carpe et la main sont surtout le siége de la douleur et, sur ces trois parties, le carpe est celle qui fait le plus souffrir le malade; tout mouvement de flexion et d'extension est pénible; l'avant-bras est gonflé; il semble œdématié, mais il n'y a pas d'œdème. L'écoulement existe à peine. Perte d'appétit, pas de soif, pas de fièvre, un peu d'insomnie à cause de la douleur. — Ouate et toile gommée pour envelopper l'avant-bras gauche.

Le 21. Les douleurs sont encore vives ; il y a un peu d'œdème à la main, les mouvements sont douloureux et à peine possibles ; on sent un peu d'épanchement de synovie dans l'articulation radio-carpienne, mais les surfaces articulaires paraissent saines; il n'y a pas de mobilité anormale ; le gonflement se montre surtout à la main, au-dessous du carpe. Quant à l'écoulement, c'est à peine s'il existe. En pressant le canal de l'urèthre d'arrière en avant, on n'amène au dehors aucune goutte de pus; mais au moment où on presse le gland, il survient un suintement à l'orifice, et on pourrait alors se demander si ce pus ne provient pas de la surface de la plaie qui suppure encore et s'il n'a pas pénétré le méat urinaire en venant de l'extérieur.

Du reste, pas de troubles gastriques; l'appétit est revenu, pas d'éruption cutanée; un peu d'insomnie. — Mêmes soins.

Le 23. A la suite d'un bain demandé par le malade, l'articulation radio-carpienne, qui n'a pas plongé dans l'eau, est devenue plus douloureuse; le malade dit cependant n'avoir pas eu froid. Tout mouvement est impossible; douleur à la pointe du cœur, bruit de souffle au premier temps; anémie très-prononcée. — Vin de quinquina, vin de Bordeaux. 2 degrés, 1 cotelette en supplément; l'avant-bras est placé sur une palette à avant-bras, enveloppé d'ouate et fixé par une bande.

1er février. Depuis quelques jours, X... avait éprouvé des malaises, avait perdu l'appétit et le sommeil; aujourd'hui tout est rentré dans l'ordre. On lève l'appareil (ouate, bande et attelle). L'avant-bras est fortement œdématié depuis le coude jusqu'aux doigts, la pression est douloureuse, les mouvements impossibles; rien d'anormal n'est survenu dans l'articulation elle-même.—Avant-bras sur un plan incliné sans bandage, frictions 2 fois par jour avec teinture d'iode; on recouvre d'ouate et on le met sur l'attelle sans le comprimer.

Le 2. Même état. — Vésicatoire.

Le 6. Légère amélioration; diminution du volume de l'avant-bras. — On remet l'attelle, l'ouate et la bande pour immobiliser le membre.

Le 15. Toute douleur spontanée a disparu; il y a encore un peu de gonflement, les mouvements ne sont pas possibles; ils sont douloureux quand on les provoque. Plus de bruit de souffle; pâleur extrême, faiblesse grande. Appétit peu marqué, selles régulières; sommeil meilleur.

Le 20. Plus de douleur, plus de gonflement; l'appareil est renouvelé; volume presque normal de l'avant-bras; roideur articulaire. Le malade reprend des forces.

Le 23. L'amélioration est si rapide que le malade demande sa sortie.

OBSERVATION XV.

Arthrite blennorrhagique tibio-tarsienne gauche; hydarthrose; immobilisation de la jambe. Guérison.

X....., 44 ans, commis voyageur, entre à la Maison municipale de santé, le 6 décembre 1865, pour se faire traiter d'une entorse qu'il croit avoir au pied gauche. C'est à la suite d'un dîner fin, et après

avoir vidé en compagnie quelques bouteilles de Chambertin, que
l'accident lui serait arrivé. Au reste, si les détails lui manquent pour
décider si cette prétendue entorse est le résultat d'un faux pas ou
d'un coup, il n'en est pas moins certain qu'une vive douleur, presque
subite, survenue une heure après avoir quitté la table, a marqué
le début de la maladie qui l'amène dans les salles de chirurgie.

Ce malade, d'une taille élevée, mais pâle, maigre, lymphatique,
nous apprend qu'il n'a jamais été sérieusement malade ; il a été
vacciné et n'a eu ni variole, ni rougeole, ni scarlatine. Ses parents
vivent encore ; ils sont d'une belle santé, et jamais, dans sa famille,
il n'a vu de rhumatisant, de goutteux ou de graveleux.

A l'âge de 18 ans, X..... a eu une première blennorrhagie qui
a guéri seule au bout de huit jours. Le malade n'a pris que deux
bains de son.

A 21 ans, nouvelle blennorrhagie, douloureuse, aiguë ; écoulement abondant ; miction difficile, érections très-pénibles ; guérison
en trois semaines à l'aide de pastilles de copahu.

Il y a quinze jours, dernière blennorrhagie, survenue dix jours
après le coït ; elle coule abondamment pendant quatre jours et diminue ensuite, sans que X..... ait pris autre chose que de la tisane
de graine de lin et deux bains de son. Huit jours après, il n'y avait
plus qu'une goutte matinale ; X..... se croyait déjà guéri. Il accepte
donc l'invitation qui lui est offerte, car refuser serait contre son
habitude. On dîne dans une pièce fortement chauffée ; le bordeaux,
le bourgogne, etc., etc., se succèdent rapidement sur table, et l'on
sort prendre un verre de bière sur le boulevard pour rafraîchir et
le corps et l'esprit. X..... rentre ensuite chez lui, car il se sentait
froid. Mais à peine est-il rendu, qu'il remarque une douleur vive
au cou-de-pied gauche ; il peut à peine ôter ses bottines et se
couche aussitôt, car le lendemain il devait partir en voyage.

Le lendemain, c'était hier, il est entré dans la Maison de santé,
au 2e étage, n° 25.

Aujourd'hui, 6 décembre, l'articulation tibio-tarsienne est gon-
flée, douloureuse ; il n'y a pas de rougeur ; un empâtement, presque
de l'œdème, entourent le cou-de-pied ; la moindre pression est surtout sensible à la malléole externe. Le pied n'est pas douloureux ; la
marche est impossible, le malade ne peut appuyer le pied par terre :
dans ce mouvement, ce n'est pas la plante du pied, mais le cou-
de-pied qui réveille une très-vive douleur. Il n'y a pas de fièvre,
pas d'inappétence ; la miction est douloureuse aujourd'hui, car la

chaudepisse est revenue depuis hier au soir ; le sommeil est interrompu par l'intensité de la douleur. — Bordeaux, 250 gr.; tis. de graine de lin; 10 sangsues; opium, 10 centigr., et alcoolature d'aconit, 1 gr., dans un julep gommeux, 2 degrès; repos au lit.

8 décembre. L'écoulement est toujours le même; la miction est moins douloureuse; les urines sont normales; les garde-robes naturelles; l'appétit est revenu. La douleur a disparu. L'articulation est augmentée de volume; il y a eu liquide intra-articulaire; mais l'empâtement est moindre. — Bordeaux, 250 gr.; vésicatoire camphré; gouttière en fil de fer pour placer la jambe gauche.

Le 10. Le vésicatoire a abondamment coulé; le volume de l'articulation n'a pas beaucoup diminué; la présence du vésicatoire, ou plutôt de la plaie qui en est résultée, ne permet pas d'explorer l'articulation à cause de la douleur vive à laquelle elle donne lieu. — Julep gommeux avec aconit et opium, 2 degrés; bordeaux, tis. de graine de lin.

Le 15. Amélioration notable; disparition de la douleur et de la tuméfaction; l'articulation a retrouvé son volume normal. — Gouttière; repos absolu.

Le 25. Embarras gastrique; perte d'appétit; état saburral. Urines rouges, sédimenteuses; léger état fébrile. — 1 bouteille eau de Sedlitz; bouillons, potages.

Le 30. Le malade se trouve entièrement guéri; il n'y a plus de douleur et le cou-de-pied gauche ressemble à celui de droite; le sommeil est revenu. La douleur est à peine marquée, et M. X..... demande à grands cris qu'on le débarrasse de son appareil et lui rende sa liberté.

Cependant la marche n'est pas encore possible, et ce n'est que le 5 janvier qu'il va pouvoir se tenir debout. A ce moment, tout écoulement a disparu; il n'y a plus de douleur en urinant, plus d'écoulement matinal; il n'y a aucune différence entre les deux pieds, si ce n'est la coloration un peu plus rouge du cou-de-pied gauche, coloration qui provient du vésicatoire appliqué. Le malade sort donc guéri le 7 janvier 1866.

CHAPITRE V.

§ 1. — Nature de la maladie.

Maintenant que nous avons passé en revue chacune des modifications apportées par l'arthrite blennorrhagique, que nous avons cherché à étudier les caractères qui lui sont particuliers, les propriétés qui lui sont inhérentes, etc., nous sera-t-il permis de nous demander quelle peut être la nature d'une affection à propos de laquelle tant d'avis sont partagés, tant d'hypothèses sont émises?

La discussion survenue, il y a deux ans, à la Société de médecine, nous prouve combien l'étude de cette question est importante.

Essayons d'en présenter un résumé. Nous verrons s'il nous est permis de conclure.

Mais d'abord, le fait de la relation qui lie l'arthrite à la blennorrhagie est-il définitivement acquis à la science, et chacun voit-il dans cette manifestation articulaire autre chose qu'une simple coïncidence?

Un professeur distingué de Bruxelles, M. Thiry, n'a pas craint de s'élever contre la tradition et de nier formellement l'existence de cette arthrite blennorhagique. M. Thiry ne veut pas admettre un rhumatisme qualifié du nom de *blennorrhagique :* « Il y a des arthrites, maladies locales, qui coïncident avec la blennorrhagie, sans avoir avec elle la moindre relation ; elles les coudoient comme pourraient le faire une pneumonie ou toute autre maladie; elles n'ont aucune action sur la blennorrhagie; elles évoluent de leur côté, elle du sien, sans modifications parallèles ou changements en sens inverse; enfin ni leur marche, ni leur traitement, rien dans leur existence ne peut autoriser à en faire une espèce pathologique spéciale. »

S'il était besoin de faire appel à la clinique pour réfuter cette opinion, il suffirait de citer les exemples si remarquables dans lesquels quelques auteurs ont parlé de la guérison de l'arthrite par le copahu et le cubèbe à haute dose, médication qui s'adressait en même temps à la blennorrhagie; ceux où les bains de vapeurs térébenthinées ont particulièrement agi et sur l'urèthre et sur l'articulation malade; ceux enfin dans lesquels le vrai rhumatisme, survenant pendant le cours d'une blennorrhagie, ce qui est possible, a évolué avec tout le cortége de symptômes généraux qui lui est propre. Mais la grande majorité des auteurs s'accordent sur ce point. Et, soit qu'on rapporte cette disposition particulière de l'organisme à produire une arthrite blennorrhagique au vice rhumatismal en puissance chez le sujet malade et mis en action par la blennorrhagie, comme l'ont fait M. Peter et, dans un certain nombre de cas, M. Gueneau de Mussy; soit qu'on la rapporte à une diathèse acquise, comme l'a fait M. Lorrain, diathèse plus ou moins analogue au rhumatisme et à l'infection purulente; soit encore qu'on en fasse, comme M. Fournier, quelque chose de très-spécial, de spécifique même; soit enfin, qu'avec M. Pidoux, on admette l'existence d'un virus dont ces accidents sont la manifestation variable dans ses formes, mais identique au fond, dans tous les cas, on admet un lien entre ces diverses manifestations morbides dont l'arthrite est la plus ordinaire, la plus généralement admise. Bien plus, pour ceux-là même

qui sont le plus tentés de séparer l'arthrite de la blennorrhagie et de lui attribuer un caractère purement
rhumatismal , l'écoulement uréthral reste encore là
comme cause occasionnelle ou prédisposante ayant
éveillé la diathèse endormie ; et si, dans cette hypothèse, le lien qui unit l'arthrite à la blennorrhagie est
sinon coupé, du moins relâché, celui qui unit entre eux
les divers accidents blennorrhagiques ne perd rien de sa
forme, la diathèse est affirmée.

Il est un autre élément qui vient s'ajouter au précé-
dent et établir, sans conteste, la relation de l'arthrite et
de la blennorrhagie ; cette relation de cause à effet se
trouve dans la *récidive* même de la maladie. Nous avons
eu occasion de le voir et ne saurions y revenir sans
crainte de nous répéter. « On serait peut-être tenté, dit
Billroth, de nier complétement le rapport incompréhen-
sible qui existe entre le catarrhe purulent de l'urèthre
et les inflammations de l'articulation fémoro-tibiale, et
de considérer comme purement accidentelle la coïncidence entre ces deux maladies ; cependant, l'expérience
d'un trop grand nombre de médecins est favorable à ce
rapport, et ce qui parle encore en sa faveur, ce sont les
cas dans lesquels les inflammations de l'articulation
sus-mentionnée prennent naissance après d'autres irri-
tations de l'urèthre, comme par exemple l'introduction
des bougies. »

Il arrive fréquemment, en effet, et M. Demarquay a
fait très-souvent cette remarque, qu'à la suite du cathétérisme du canal de l'urèthre, on voit survenir un certain malaise, un léger état fébrile (celui-ci peut man-
quer), et que bientôt après il survient une véritable arthrite caractérisée surtout par de la douleur et pouvant

présenter, mais rarement, tous les symptômes de l'arthrite blennorrhagique. Au reste, M. Fournier a parfaitement établi ce fait quand il a écrit : « Donnez-moi une sonde et je vous ferai un rhumatisme blennorrhagique. » Nous ne voulons pas discuter ces deux derniers mots; mais le fait en lui-même de la production de l'arthrite est un fait vrai, et il peut être très-bien observé. Dès lors, si un simple cathétérisme suffit pour amener des accidents du côté d'une articulation, si la simple introduction d'une bougie, si un traumatisme un peu plus considérable, l'uréthrotomie (Demarquay), suffisent pour faire se développer une inflammation articulaire, ne saurait-on admettre la possibilité d'une pareille inflammation quand la muqueuse uréthrale se trouve sous le coup d'un état morbide spécial. On nous dira peut-être que par cela même que toute blennorrhagie n'enfante pas une arthrite, et qu'une blennorrhée simplement inflammatoire ne peut jamais donner naissance à l'arthropathie; on dira peut-être qu'il peut bien en résulter ce fait, à savoir que la blennorrhagie ne tient pas en réalité l'arthrite sous sa dépendance. C'est une interprétation que l'on peut invoquer; mais est-ce une raison pour nier le fait? Et de ce qu'une blennorrhagie a besoin de certains caractères encore inconnus, pour voir se développer à sa suite une arthrite, en résulte-t-il qu'on doive nier son influence sur le dévelpppement de la phlegmasie articulaire? Nous ne le pensons pas et nous croyons ainsi que le développement de l'arthrite est subordonné à celui de la blennorrhagie. Pas d'arthrite blennorrhagique sans blennorrhagie.

Quant à décider si cette arthrite blennorrhagique est un rumathisme (ou une localisation du rhumatisme), ou plutôt une *arthrite d'un caractère particulier*, la chose ne nous paraît point douteuse. Nous croyons avoir établi d'après nos propres observations, que toute autre était la symptomatologie du rhumatisme, et toute autre la symptomatologie de l'arthrite. La diathèse rhumatismale n'y est pour rien ou à peu près ; le tempérament, la constitution, les causes prédisposantes enfin du rhumatisme ne se trouvent point ici. Dès lors pourquoi dénommer rhumatisme une affection qui n'a de commun avec lui que le siége de la maladie ? En conservant ce nom on tombe dans la confusion ; on risque d'encourir l'anathème dont ce mot de rhumatisme a été et est encore l'objet. Sans doute, dans bien des cas, comme l'a dit M. Lorrain, il est difficile, presque impossible même, de différencier ces deux affections, d'après les seuls signes objectifs et d'après la marche du mal. Mais si la manifestation articulaire de la blennorrhagie revêt souvent l'allure rhumatismale, elle prend aussi quelquefois le masque du rhumatisme noueux et quelquefois aussi tous les caractères d'une tumeur blanche. Et s'il en est ainsi, c'est donc évidemment que la constitution des sujets peut modifier, transformer même l'altération morbide primitive. L'élément rhumatisme, ou l'élément scrofule, vient s'ajouter à l'élément blennorrhagie ; il peut même le dominer et lui imprimer son propre cachet. Mais cela n'empêche point que, primitivement, l'affection ne soit de sa nature essentiellement blennorrhagique. C'est l'individu qui la fait ensuite rhumatismale ou scrofuleuse. Aussi, pour être logique, devrait-on dire conséquemment, *rhumatisme blennorrhagique, scrofule blennorrhagique, tumeur blanche blennorrhagique.* Le mot rhumatisme ne saurait donc être pris comme terme générique, et, comme l'a très-bien dit M. Hervieux, la question est encore assez neuve pour qu'on ne renonce pas à faire prévaloir une autre dénomination, s'il en est de meilleure qui prête moins à la confusion. Voilà aussi pourquoi nous nous sommes abstenu du terme rhumatisme pour ne nous servir que de celui d'*arthrite*. Sans même être autorisé à accepter cette dénomination nouvelle, par suite des symptômes spéciaux que nous avons trouvés à l'arthrite, nous croyons néanmoins qu'elle doit être maintenue. Elle a l'avantage d'indiquer à la fois la localisation articulaire et la maladie première qui lui a donné naissance.

Cette maladie première, la blennorrhagie, amène-t-elle avec elle un état général, diathésique dont l'arthrite n'est qu'une manifestation? Il est en effet parfaitement établi que cette irritation spécifique du canal de l'urèthre peut donner naissance à des complications multiples sur différents systèmes de l'économie. Sans parler des rétrécissements, des orchites, etc., nous avons vu, en effet, que les séreuses en général pouvaient être atteintes ; et, dans la longue énumération que nous avons faite des symptômes de l'arthrite blennorrhagique, nous avons vu combien sont nombreuses les manifestations de cet état que les auteurs ont appelé *diathèse blennorrhagique*. Rien pourtant ne nous paraît moins démontré que l'existence de cette diathèse. On a dit, pour légitimer son existence, que la blennorrhagie n'était pas entretenue par une irritation locale seule, mais plutôt par une diathèse nouvelle, diathèse acquise, née après un coït impur. Le point de départ réside-t-il dans un produit de sécrétion encore indéterminé, ou bien a-t-on affaire au pus blennorrhagique ordinaire qui, au lieu de reproduire une maladie semblable à elle-même, donne lieu, sans doute par le fait de conditions propres à l'individu qui le reçoit, à une affection constitutionnelle? Cette question, on le voit, est assez obscure ; et se décider pour ou contre une telle opinion, c'est émettre un jugement que les faits ne peuvent encore justifier.

Aussi, laissant de côté la théorie de la diathèse blennorrhagique, que nous ne pouvons combattre ou accepter faute de faits précis et complets, nous aimons mieux nous rattacher à l'opinion de M. Fournier. Nous sommes assez disposé à croire que l'*irritation spéciale du canal de l'urèthre* est suffisante pour déterminer les troubles généraux de l'organisme, pour provoquer les accidents morbides dont certains systèmes nous donnent des exemples. Tout traumatisme du canal de l'urèthre peut entraîner de pareils accidents. Pourquoi donc la blennorrhagie agirait-elle différemment? Il y a une sensibilité particulière, un état mal défini, spécial, de cette partie du canal excréteur de l'urine, qui rend sensible l'organisme en entier et qui provoque les accidents que l'on comprend sous le nom de *complications de la blennorrhagie.*

Cette explication est sans doute bien insuffisante mais elle met à l'abri d'une hypothèse, par cela même qu'elle ne préjuge rien.

Quoi qu'il en soit, qu'il s'agisse d'un rhumatisme ou d'une arthrite ; qu'on admette ou qu'on repousse la diathèse blennorrhagique; le fait certain est celui de la formation d'une arthropathie, d'une phlegmasie articulaire. Comment a lieu cette formation ? Par quel mécanisme la blennorrhagie va-t-elle se manifester sur l'articulation qu'elle va frapper ?

La science est encore, sous ce rapport, bien imparfaite, et l'esprit ne se trouve guère satisfait des théories nombreuses que tour à tour chaque auteur à fait naître. Scruter la nature intime des maladies est chose, en effet, trop hardie; et force nous est de baisser la tête et de passer. Examinons-les cependant.

Créée par Swediaur, défendue par MM. Lagneau, Yvan, Cullerier, etc., la théorie de la *métastase* est assez ancienne, on le voit. Par elle, on admettait que la cause blennorrhagique, si l'on peut s'exprimer ainsi, est transportée de l'urèthre sur les articulations, sans toutefois suivre les voies circulatoires, ou du moins, sans y marquer son passage. Mais qu'est-ce que la métastase, sinon la cessation plus ou moins subite d'une excitation physiologique ou d'un désordre morbide, avec apparition de phénomènes de même nature dans une autre partie du corps que celle où le phénomène primitif a cessé? Pour qu'il y ait métastase, il faut qu'il y ait cessation de la maladie primitive; et l'écoulement ne se supprime pas toujours quand l'arthrite apparaît : aussi la plupart des faits restent-ils inexpliqués. Différentes observations avaient accrédité cette théorie de la métastase, entre autres deux cas rapportés dans le *Journal des connaissances médico-chirurgicales*, 1846, et observés dans le service de M. Rayer, dans lesquels les douleurs vives et une tuméfaction articulaires avaient coïncidé avec la suppression brusque d'un écoulement. Mais on s'appuyait encore bien davantage sur une observation du Dr Yvan, publiée dans les *Annales de la Société de médecine de Montpellier* (t. VII, p. 119), et sur deux autres cas rapportés par Cuynat, dont l'un qui lui est propre a été publié dans le *Recueil des mémoires de médecine, de chirurgie et de pharmacie militaires* (t. VII, p. 396), et l'autre qui est dû à Callisen, dans les *Annales de la Société de médecine de Montpellier* (t. I, p. 366). Dans tous les cas, on a pu justifier de la relation qui existe entre la blennorrhagie et les articulations; mais on n'a encore rien prouvé en faveur de la métastase ; et nous avouons que nous ne saisissons pas d'ailleurs la voie suivie par le liquide blennorrhagique allant à la rencontre de l'articulation qu'il va frapper. On est loin d'expliquer aussi, avec cette doctrine, comment l'état stationnaire de l'écoulement persiste quand se développe le rhumatisme ; et comment encore la blennorrhagie peut, dans quelques cas, se raviser et fournir une plus grande quantité de pus quand l'affection articulaire va se prononcer : aussi est-elle généralement tombée dans un injuste oubli.

Sa sœur, la théorie *humoriste* lui a succédé et a pu même être confondu avec elle. Ici on admet l'absorption et le transport d'un virus à travers les voies circulatoires. Il n'est pas scientifiquement demontré que le virus blennorrhagique existe. « Cependant il n'y a pas de raison suffisante pour rejeter, dès à présent, sa canditature à l'existence. Au contraire, cette hypothèse paraît, à plusieurs points de vue, la plus probable et la plus satisfaisante ; c'est elle qui rend le mieux compte de certaines choses difficiles à expliquer autrement : ainsi, par exemple, la variété, la généralisation et la dissémination sur un grand nombre d'organes des accidents secondaires de la blennorrhagie ; la persistance et la disposition à récidiver de certains écoulements uréthraux ; la puissance de contagion toute particulière de certains écoulements mise en regard de l'innocuité de certains autres, puissance de contagion qui, dans quelques cas, semble survivre à l'écoulement lui-même et se réfugier dans des sécrétions muqueuses devenues en apparence normales. » (Féréol.)

Malheureusement cette théorie humoriste, la plus

claire, la plus satisfaisante pour l'esprit, la plus facile à admettre à cause de sa simplicité, est passible d'objections sérieuses parfaitement exposées par M. Rollet et que nous résumons d'après cet habile syphiliographe.

1° La blennorrhagie, dans sa marche envahissante, a peu de propension à suivre les voies circulatoires et, même dans les cas d'arthrite, on voit très-rarement les lymphatiques et les ganglions affectés ; bien différente, en cela, du chancre syphilitique qui montre toujours son passage dans ces organes. La blennorrhagie a plus de tendance à s'étendre dans la continuité des tissus, tantôt de proche en proche, tantôt à distance, comme on l'observe dans l'orchite.

2° Si on admet la théorie humoriste, il faut ranger la gonorrhée dans les maladies virulentes généralisables. Or, ces affections (variole, syphilis, etc.) amènent fatalement, lorsqu'on les a contractées, le cortége des symptômes généraux et locaux. La blennorrhagie serait donc alors une exception : tantôt elle resterait locale et tantôt se généraliserait.

3° Un autre fait, en opposition encore avec ce qu'on observe dans les maladies virulentes généralisables, c'est qu'ordinairement on ne contracte ces dernières qu'une fois ; tandis que l'un des symptômes qu'il faudrait attribuer à la blennorrhagie, l'arthrite, loin de donner l'immunité, serait au contraire une prédisposition, puisque certains sujets prennent une arthrite à chaque blennorrhagie.

4° Comment, si on admet l'absorption d'un virus, expliquer l'extrême rareté de l'arthropathie blennorrhagique chez la femme dont les surfaces virulentes sont beaucoup plus étendues que chez l'homme, et ab-

sorbent, on le sait, avec une très-grande facilité. Pourquoi n'observerait-on pas l'arthrite dans la balanite, les
blennophthalmies ? Il faut donc que l'affection articulaire
dépende de la nature des tissus lésés.

5° Enfin, quand bien même l'absorption serait admise, resterait encore à trouver la relation qui existe
entre le virus absorbé et la production de l'arthrite.

Reste la théorie *solidiste*. Ici l'action morbide se réveille sans qu'il soit besoin de faire intervenir la théorie de l'absorption ; elle se trouve déterminée à distance
par le fait de l'inflammation uréthrale : c'est la *smypathie* de quelques auteurs ; la *solidarité* de certains autres.
Cette explication est basée sur ce principe : que « pas
une cellule du corps vivant n'est étrangère aux autres,
et cela indépendamment de la circulation et même de
l'innervation, comme on le voit dans l'embryon » (Rollet.)

Cette sympathie *uréthro-séreuse* expliquerait assez bien
certains faits, ceux dans lesquels, par exemple, une
simple excitation de la muqueuse uréthrale suffit pour
amener des accidents du côté des articulations, ceux
aussi où des manœuvres chirurgicales sur le canal donnent lieu à des phénomènes plus ou moins marqués sur
différents systèmes séreux ou fibreux de l'économie.
M. Demarquay a vu un malade âgé de 50 ans chez lequel un rétrécissement du canal de l'urèthre nécessitait
l'introduction d'une bougie quotidienne. Pendant trois
semaines le malade supporta très-bien ce traitement ;
mais alors, et se trouvant presque complétement dilaté
d'ailleurs, il fut pris de malaise, de gêne, dans les mouvements des membres inférieurs, de douleurs lombaires vives, et, finalement, d'une véritable paraplégie
qui disparut, il est vrai, dans l'espace d'un mois. Que

s'était-il passé-là ? Y a-t-il eu transport de virus ? métastase ? Quel virus eût donc pu être ainsi transporté et qu'elle est la voie qu'il eût dû suivre pour aller ainsi frapper la moelle ou ses enveloppes ? L'explication de ce phénomène offre sans doute matière à discussion ; et il paraît bien plus simple d'admettre cette sympathie *uréthro-séreuse* dont nous parlons ; par elle on rend compte du fait.

Quand nous disons qu'elle explique la production de l'accident survenu dans ces circonstances, nous nou; trompons : sympathie, solidarité, sont des mots en eux-mêmes vides de sens, car ils ne précisent rien, ne justifient rien ; sympathie est synonyme d'hypothèse, et qui dit hypothèse se retire derrière l'inconnu.

Ainsi donc la métastase n'expliquait pas tous les faits que l'observation rappelle : la théorie humoriste laisse inexpliqués un nombre tout aussi considérable de cas ; la sympathie ne précise pas davantage la production de l'arthrite blennorrhagique. Nous sommes donc réduit à n'admettre aucune de ces interprétations de la formation de l'arthropathie en particulier, qui complique si fréquemment la blennorrhagie ; et, dans l'impossibilité où nous sommes de scruter la nature intime de cette maladie nous nous contentons de constater le fait en lui-même, de l'observer et de le combattre par des moyens, d'ailleurs simples et heureux dans leur résultat.

§ 2. — *Blennorrhagie arthritique.*

Existe-t-il une blennorrhagie arthritique, tout comme il existe une arthrite blennorrhagique ? Telle est la proposition qu'il nous reste à établir pour avoir, croyons-nous, passé en revue toutes les questions relatives au plan que nous nous sommes tracé.

Dans ses leçons sur le rhumatisme blennorrhagique, Ricord signale des écoulements uréthraux symptomatiques de la goutte et du rhumatisme, sans qu'il y ait eu coït et par suite possibilité de contagion.

Déjà, depuis longtemps, T. Bell avait signalé le même fait et avait mentionné la réciproque du rhumatisme blennorrhagique dans le passage suivant de son premier volume *des Maladies vénériennes* : « On cite des écoulements puriformes de l'urèthre produits par la goutte ; le rhumatisme est suivi de cet effet ; je n'en puis douter, car j'eu ai vu plusieurs exemples bien caractérisés où les malades étaient alternativement attaqués d'écoulements de l'urèthre ou de douleurs dans les genoux et autres grandes articulations. Ces écoulements s'observent même assez fréquemment chez les ouvriers qui travaillent habituellement dans l'eau, tels que les récureurs d'égouts. Un de mes malades, qui aime beaucoup à chasser, m'a dit qu'il n'allait jamais à la chasse des *canards* sans gagner un écoulement de l'urèthre, parce qu'il est alors obligé d'avoir les pieds et les jambes continuellement dans l'eau pendant plusieurs jours de suite. » Un jeu de mots serait ici déplacé pour répondre à l'affirmation de J. Bell ; mais on peut exprimer quelques doutes et ne point partager sa confiance dans le rapport de malades qui chassent de tel gibier ou qui exercent de telles professions. En tous cas, nous ne voyons ici qu'une uréthrite pouvant survenir dans les mêmes circonstances qu'un rhumatisme ; il se produit là une fluxion qui au lieu d'atteindre l'articulation, envahit l'urèthre. Ce fait expliquerait tout au plus la relation intime qui relie le tissu séro-fibreux à la muqueuse uréthrale, mais ne démontre nullement la formation d'une blennorrhagie. Urtéhrite n'est pas blennorrhagie.

Mais, en 1846, le Dr Duparcque, s'élevant de nouveau contre la dixième conclusion de M. Foucart (où il est dit que la blennorrhagie rhumatismale n'est pas un fait clairement prouvé), rapporte un nouveau cas qui, par sa singularité et les circonstances qui l'ont accompagné, « lui a laissé un vif souvenir, bien qu'il l'ait observé en 1813. »

Voici le précis de cette observation : « Un nommé Cham, âgé de 34 ans, fabricant de meubles rue Traversière-Saint-Antoine, n° 24, vint trouver M. Duparcque en février 1813 à l'hôpital Saint-Antoine où il terminait son internat. Jamais il n'avait eu de maladies vénériennes, car, marié jeune, il n'avait connue aucune femme avant son mariage et, depuis, il n'avait eu de rapports qu'avec la sienne. Il avait eu d'elle trois enfants qui étaient bien portants et tous vivants. »

« Depuis huit jours il s'était apperçu, après avoir souffert, en urinant, qu'il avait un écoulement. D'où venait cette blennorrhagie? Il était sûr de sa femme, bonne ménagère, tranquille, enfermée au sein de sa famille. Cependant elle seule pouvait la lui avoir communiquée: de là un état d'inquiétude, de perplexité inexprimable, Interrogé sur les accidents qui avaient précédé cet écoulement, il raconta que, quatre ans auparavant, et pendant l'hiver, il avait eu un rhumatisme articulaire aigu qui l'avait privé de son travail pendant plusieurs mois; que, depuis, et à peu près aux mêmes époques, plusieurs articulations redevenaient douloureuses, avec gonflement comme la première fois, mais avec moins d'intensité et sur un moins grand nombre de parties. Néanmoins ces retours de rhumatisme l'empêchaient de travailler une grande partie des hivers.

« Depuis deux à trois semaines, ces accidents hivernaux s'étaient reproduits comme de coutume, et la veille de l'apparition de sa blennorrhagie, il pouvait à peine marcher; les articulations du genou étaient prises. Mais depuis l'écoulement, les douleurs articulaires avaient presque complétement disparu; le malade avait pu venir à pied, de sa demeure, à l'hôpital Saint-Antoine. »

« Plutôt pour le rassurer que par conviction, M. Duparcque lui persuada que cet écoulement provenait de la métastase du rhumatisme. Trois jours après le malade était redevenu impotent, mais l'écoulement avait presque entièrement disparu. »

Cette observation serait peut être concluante s'il était avéré, d'une part, qu'il s'agit bien là d'une blennorrhagie et non d'une uréthrite, et, d'autre part, que les renseignements fournis par le malade sont précis et exacts. Sans être pessimiste on peut soupçonner, croyons-nous, l'origine plus ou moins suspecte des maladies qui siégent sur les organes génitaux, surtout quand l'affection qu'on a sous les yeux est, règle ordinaire, le produit d'un rapprochement impur.

Mais voici deux faits, le dernier surtout, appartenant à M. Jœgerschmits, qui paraissent, sinon de nature à lever toute incertitude à l'égard de l'existence de cette métastase arthritique, du moins à suspendre le jugement qu'on peut émettre.

Le premier cas a trait à une personne de 45 ans, n'ayant eu aucun écoulement, qui, lors d'une attaque de rhumatisme articulaire aigu, se vit tout à coup, au douzième jour de sa maladie, débarrassé du gonflement qui occupait encore les articulations des pieds et celle du coude droit, tandis qu'il voyait s'établir un écoulement uréthral. La bonne foi du malade ne permettait point à M. Jœrsgechmits de soupçonner l'existence d'une uréthrite blennorrhagique.

Dans le second cas, « il s'agit d'un jeune garçon de 12 ans, appartenant à la clase ouvrière et dont le père a eu plusieurs atteintes de rhumatismes. S'étant souvent exposé à l'humidité, ayant notamment plusieurs fois supporté les vêtements mouillés par la pluie, il fut pris, à la suite d'une imprudence de ce genre, d'un rhumatisme articulaire subaigu, qui commença par les épaules et gagna successivement et en peu de jours toutes les autres articulations. Appelé auprès du jeune malade le deuxième jour (9 mai), nous prescrivons de provoquer les sueurs et quelques boissons délayantes légèrement diaphorétiques. La sueur se déclare en abondance et amène une cessation presque complète des douleurs ; déjà l'on croit cet enfant guéri ; mais, comme cela arrive assez souvent, ce mieux ne se soutient pas longtemps, et, trois jours après, l'affection rhumatismale apparaît de nouveau. On a encore recours à la diaphorèse qui survient, mais cette fois sans nul profit sensible pour le patient. Ce malade, enfant gâté et d'un caractère emporté, ne veut se soumettre à aucune de nos prescriptions et ses parents sont trop faibles pour lui résister : c'est à peine si l'on peut lui faire prendre quelques doses de sulfate de quinine. Tout ce que nous pouvons employer, encore à grand'peine, c'est un liniment opiacé qui ne produit qu'un faible amendement dans les symptômes. Nous en étions au quinzième jour depuis l'invasion, nous bornant par force à une médecine expectante, lorsque, à notre visite du matin, l'enfant se plaint d'ardeur, de chaleur incommode en urinant, ce qui l'a fait bien souffrir pendant la nuit. Il nous dit qu'il rend par l'urèthre de la *pourriture* (ce sont ses propres expressions), et que depuis trois jours environ il ressentait du picotement. Nous examinons les organes génitaux, et nous reconnaissons un écoulement de matières blanches jaunâtres qui alla en augmentant. Dès lors les douleurs disparurent comme par enchantement ; le troisième jour, il restait encore un léger endolorissement de l'articulation huméro-cubitale gauche, lequel s'évanouit également ; le quatrième jour, l'enfant était entièrement guéri et commençait à sortir de son lit. Ayant voulu quelque temps après traiter méthodiquement cette blennorrhagie métastatique, nous éprouvâmes les mêmes résistances de la part du petit malade, et nous fûmes contraint d'abandonner le soin de la guérison aux seules forces médicatrices de la nature : ce ne fut qu'au bout de vingt-huit jours que cet écoulement cessa, sans que l'affection rhumatismale se soit remontrée. »

Nous aurions pu sans doute nous dispenser de rapporter dans de si grands détails les observations qui précèdent. Nous n'avons cependant pas hésité à les reproduire telles que nous les avons trouvées, parce que nous croyons que, contrairement à ce que concluent leurs propres auteurs, elles apportent en elles la solution de la question ; nulle part, en effet, il n'est prouvé que l'écoulement qui s'est produit dans ces circonstances fût un écoulement blennorrhagique. Nous l'avons déjà dit, la blennorrhagie est une, l'uréthrite est autre. De ce qu'il y a écoulement par l'urèthre, il ne s'ensuit pas que cet écoulement soit de nature vénérienne. Qu'un rhumatisme, en général, réagisse sur l'urèthre, cela se peut; que la fluxion séreuse, séro-purulente qui atteignait le tissu séro-fibreux sévisse sur la muqueuse uréthrale, cela se peut encore; et cela explique, démontre la sympathie qu'il y a entre ces deux états. Mais qu'une blennorrhagie suive un rhumatisme, cela n'a pas été observé. La blennorrhagie suppose le coït; la blennorrhagie arthritique supposera donc aussi le rapprochement sexuel, et, dès lors, les observations qui précèdent nous tiennent en garde contre les conclusions de leur auteur. Nous ne nions pas la possibilité de l'existence de la blennorrhagie rhumatismale ou plutôt de la *blennorrhagie arthritique*, mais, pour la voir se réaliser, nous voudrions qu'il fût bien établi qu'un coït suspect a précédé l'apparition des symptômes rhumatoïdes; que l'arthrite a régulièrement évolué; qu'elle a été suivie d'une blennorrhagie, et que celle-ci a présenté tous les caractères d'une blennorrhagie et non ceux d'une uréthrite. L'histoire de cette blennorrhagie est donc à faire, croyons-nous; elle complétera entièrement celle déjà avancée de l'arthrite blennorrhagique.

§ III. — Conclusions.

Nous résumerons donc l'étude que nous venons de faire en établissant les faits suivants :

1° Il existe une phlegmasie articulaire, pouvant présenter tous les caractères de l'arthrite, et survenant pendant ou après un écoulement blennorrhagique;

2° Cette arthrite blennorrhagique survient aussi bien chez la femme que chez l'homme ;

3° Dans tous les cas, elle ne se développe qu'à la suite d'une blennorrhagie uréthrale et ne suit jamais la balanite, la balano-posthite, le chancre mou ou induré, la vaginite, les écoulements du col, etc. : c'est l'uréthrite blennorrhagique qui seule lui donne naissance.

L'écoulement peut persister, diminuer ou même disparaître pendant l'évolution de cette arthrite ;

4° De toutes les causes qui peuvent lui donner naissance, la blennorrhagie reste à la fois et cause prédisposante et cause occasionnelle ; le froid peut déterminer son apparition ;

5° Elle occupe, en général, les grandes articulations, mais elle peut siéger sur les autres. Toujours elle présente une fixité remarquable.

6° L'hydarthrose est le phénomène le plus constant de son existence. La symptomatologie ne ressemble généralement pas à celle du rhumatisme ; le siége de la maladie est le seul signe commun ; il ne suffit pas pour appeler *rhumatisme blennorrhagique* une affection toute locale, présentant tous les caractères d'une arthrite. Aussi lui avons-nous maintenu le nom d'*arthrite blennorrhagique*, en raison de son siége et de la cause qui la tient sous sa dépendance. La douleur est un symptôme qui lui fait rarement défaut.

7° Quoique, dans le plus grand nombre de cas, les complications du côté des séreuses soient moins rares et plus légères que celles du rhumatisme, il en est qui sont particulières à l'arthrite blennorrhagique : ce sont les complications du côté des yeux, des oreilles, des veines, des nerfs ; elles sont généralement peu graves.

8° Mais les complications qui surviennent du côté de l'articulation elle-même sont loin d'être légères ; dans quelques cas, la maladie se termine par hydarthrose chronique, par ankylose, par déformation du membre, ou par tumeur blanche de l'articulation. Le plus souvent cependant, l'arthrite blennorrhagique se résout dans un temps qui varie de quinze à soixante jours. La mort peut en être indirectement la conséquence.

9° Traiter l'arthrite blennorrhagique, c'est d'abord combattre l'élément inflammatoire quand il existe ; traiter ensuite l'articulation malade par l'immobilité absolue ; s'adresser enfin à la douleur par des moyens appropriés : opium et aconit ; injections hypodermiques.

La blennorrhagie sera énergiquement combattue par le cubèbe et le copahu, administré à la dose de 10 grammes matin et soir, et donné aussitôt après que la douleur en urinant aura cédé à l'emploi des émollients.

10° La seule explication possible du phénomène de l'arthrite blennorrhagique est celle qui admet la sympathie de l'urèthre et des tissus séro-fibreux de l'économie ; mais cette explication est une hypothèse, c'est-à-dire en quelque sorte une fin de non-recevoir. Aucune des théories admises ne justifiant des faits, le plus sage est d'observer et de guérir l'arthrite blennorrhagique.

11° L'existence d'une blennorrhagie arthritique n'est nullement démontrée.

BIBLIOGRAPHIE

Abernethy.

Astruc. Des maladies vénériennes; Paris, 1736; trad. en français par Jault; 4ᵉ édition, revue par Louis. Paris, 1777. 4 vol. in-12.

Baumès. Précis historique et pratique sur les maladies vénériennes. Paris, 1840.

Bardeleben, de Berlin.

Baudens. Gaz. des hôp., 1844.

Bauchet. Gaz. des hôp., 1861.

Bauer, de Strasbourg. Th. 1865.

Bell (B.). Traité de la gonorrhée virulente et de la maladie vénérienne. Paris, an X.

Billroth. Pathologie chirurgicale générale de Billroth, 1868.

Beau. Union médicale, 1858.

Blandin. Gaz. des hôp., 1847.

Blankard. Traité de la vérole, de la gonorrhée, etc. In-8°, 1 vol., 1688.

Boinet. Iodothérapie.

Bonnet. Traité des maladies des articulations. Paris, 1845.

Bonnaric.

Bouillaud.

Boyer. Chirurgie de Boyer.

Brandes, de Copenhague. Du rhumatisme blennorrhagique (Arch. génér. de médecine, 1854).

Bretonneau, de Tours. Revue médico-chirurgicale, 1856, p. 297.

Brodie. Maladie des articulations, 1819.

Callisen. Annales de la Société de médecine de Montpellier. T. I, p. 366.

Cazalis.

Castelnau. Obs. de blennorrhagie, suivie de douleurs et d'abolition de la sensation agréable pendant le coït. (Annales des maladies de la peau et de la syphilis, 1844.)

Celse. Médecine de Celse.

Charcot. Leçons cliniques sur les maladies des vieillards.

Chelius. Chirurgie de Chelius. 2 vol. in-8°, 1835.

Chevandier, de la Drôme. France médicale, 1868.

Cloquet (J.). Dictionnaire de médecine en 21 vol. (Gaz. des hôp., 1836.)

Col de Vilars. Cours de chirurgie. 5 vol. in-12, 1759.

Coste junior. Traité de la vérole. Berlin, 1760.

Cowper (A.). OEuvres chirurgicales, trad. par Chassaignac et Richelot. Paris, 1837.

Christensen.

Cullerier. Dictionnaire de médecine et de chirurgie pratiques. Paris, 1830. Des affections blennorrhagiques. Paris, 1861.

Cumano. Syphiliologie, t. V.

Cuynat. Annales de la Société de médecine de Montpellier. 1800. (Recueil de mémoires de médecine, de chirurgie et de pharmacie militaires, t. X.)

Dauré. Note sur le traitement de la blennorrhagie par les balsamiques, à faible dose, etc. (Bulletin général de thérapeutique, Paris, 1860.)

Deane.

Demarquay. France médicale, 1860. — Gazette des hôpitaux, 1847.

Desault.

Desruelles. Histoire de la blennorrhagie uréthrale. Paris, 1854.

Diday. Exposé des nouvelles doctrines sur la syphilis. Paris, 1858

Duparcque. Journal de chirurgie, juillet 1846.

Dupuytren. Gazette des hôpitaux, 1836.

Durand-Fardel. Journal des connaissances médico-chirurgicales, 1840.

Eulenburg, de Berlin.

Everard Home. Traité des maladies de la prostate. Paris, 1820. — Practical observations on the treatment of the diseases of the prostate gland. London, 1811.

Féréol. Notes sur la nature des accidents secondaires de la blennorrhagie, 1867.

Fieber, de Vienne.

Foucart. Quelques considérations pour servir à l'histoire de l'arthrite blennorrhagique. Bordeaux, 1846.

Fournier (Alfred). Dictionnaire de médecine et de chirurgie. Article Blennorrhagie.

Gaussail. Mémoire sur l'orchite blennorrhagique. (Arch. gén. de méd., 1831.)

Graves. Bibliothèque médicale, t. LXVII (1820), p. 282.

Grisolle. Pathologie interne, t. II.

Gueneau de Mussy. Union médicale, 1866.

Guérin (J.).

Halgrin. Essai sur le rhumatisme articulaire aigu. (Thèse; Paris, 1846.)

Hernandez (J.-F). Essai analytique sur la non-identité des virus gonorrhéique et syphilitique. Toulon, 1812.

Helot. Théorie de la syphilis. (Thèse 1844.)

Hecker. Traité des différentes espèces de gonorrhées. Trad. de l'allemand par Jourdan. Paris, 1812.

Hervieux. Note sur le rhumatisme aigu blennorrhagique (Gazette méd., 1858).

Higguet, de Liége. De la méthode substitutive, ou De la cautérisation appliquée au traitement de l'uréthrite aiguë et chronique. Paris, 1862.

Hippocrate. OEuvres d'Hippocrate.

Hirtz, de Strasbourg.

Holscher. Annales de Holscher. Nouvelle suite, 1844.

Hunter (J.). Treatise on the venereal disease, 1786; trad. de l'anglais par Richelot, avec notes et additions par Ph. Ricord. 3ᵉ édit., 1859.

Johannis Colle. De arthridite cum gonorrhea, calculo et lue venerea.

Jourdan. Traité complet des maladies vénériennes. Paris, 1826. (Annales de la médecine physiologique, 1828.)

Jægerschmits. Journal de médecine de Toulouse, 1850.

Laënnec. Revue médicale de Paris, 1826.

Lagneau. Maladies vénériennes, 2 vol. in-8°. — Dict. en 30 vol.

Laffont-Gouzi. Sur la gonorrhée (Journ. de méd., de chir. et de pharm., de Corvisart, 1810 et 1812).

Lehmann.

Lewin, de Berlin.

Lévy (Michel). Mém. de médecine militaire, etc., t. XXXVII.

Lorain (L.). Union médicale, 1866.

Mackenzie. Mal. des yeux.

Martin-Solon. Bulletin général de thérapeutique, t. XXXI, p. 299.

De la Martinière. Traité de la maladie vénérienne. In-16. Paris, 1664.

Moffait. Thèse de Paris, 1810.

Monteggia. Remarques sur les maladies vénériennes, 1798.

Murray.

Musgrave (G.). De arthritive symptomatica. Genève, 1723.

Nélaton. Pathologie chirurgicale.

Pajot. Gazette des hôpitaux, 1846.

Pinali, de Padoue.

Peter. Union médicale, 1866.

Piorry. Gazette des hôpitaux, 1865.

Pidoux (P.). Qu'est-ce que le rhumatisme (Société d'hydrologie de Paris).

Potain. Union médicale, 1851.

Potton.

Prosper Yvaren. Métamorphoses de la syphilis, 1854, p. 291.

Ravel. Obs. et matériaux pour servir à l'histoire de l'arthrite blennorrhagique. Art. médical, 1857, t. VI.

Rayer. Union médicale, 1847.

Réné. De l'arthrite blennorrhagique. (Th. Strasbourg, 1865.)

Richet.

Ricord. Leçons cliniques; lettres sur la syphilis. Traité pratique des maladies vénériennes. Paris, 1858. Clinique iconographique, etc. Paris, 1842-51.

Ribes (François). Journ. univ. des sciences médicales, 1823. — Revue médicale, t. IX.

Robert (Melch.). Nouveau traité des mal. venériennes. Paris, 1861. — Gaz. des hôp., 1848.

Rollet. Nouvelles recherches sur le rhumatisme blennorrhagique. Lyon, 1858. — Traité des maladies vénériennes. Paris, 1865.

Roche. Bibliothèque médicale, t. LXVII, p. 282.

Rossignol. Annales cliniques de la Société médicale de Montpellier.

Sée (Germain).

Selle (Th.). Medicina clinica, oder Handbuch der medizinischen Praxis. Berlin, 1781.

Sordet (C. C.). Du rhumatisme blennorrhagique. (Th. de Paris, 1859.)

Suquet. De la blennorrhagie dans ses rapports avec les accidents rhumatismaux. Th. Paris, 1868.

Swediaur. London medical journal, 1781. Traité des maladies vénériennes, 1785; 7e édition. Paris, 1817. — Mémoire sur l'arthrite blennorrhagique.

Tarbes, de Toulouse. 1788.

Thiry, de Bruxelles. Presse médicale de Bruxelles, 1856. Recherches nouvelles sur les affections blennorrhagiques. Bruxelles
1864.
Tholozan. Des métastases. Paris, 1857.
Trousseau. Gazette des hôpitaux, 1854, p. 226.
Ucay, de Toulouse. Traité de la maladie vénérienne. In-12, 1702.
Vanzetti, de Padoue.
Velpeau. Dictionnaire en 30 vol. — Union médicale, 1848.
Viennois, de Lyon. Ecoulements blennorrhagiques et écoulements
blennorrhoïdes. Valleix, t. V.
Vigarous (B.). Observations et remarques sur la complication des
symptômes vénériens avec d'autres virus et sur les moyens
de les guérir. Montpellier, 1780. — Œuvres de chirurgie,
1812.
Vidal, de Cassis. Pathologie externe.—Traité des mal. vénériennes
Vincent Calixte. Thèse de Montpellier, 1814.
Viricel. De la blennorrhagie. (Thèse de Paris, 1807.)
Yvan. Annales de la Société de médecine de Montpellier, 1806.

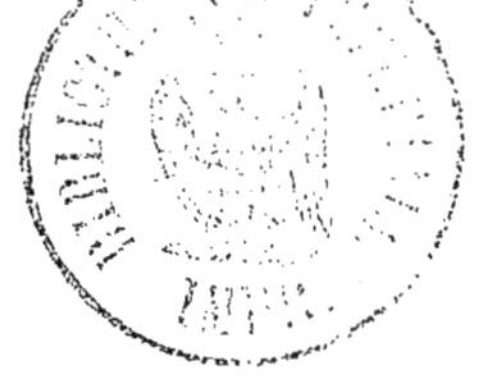

TABLE DES MATIÈRES

FIN DE LA TABLE.

A. PARENT, imprimeur de la Faculté de Médecine, rue Mr-le-Prince, 31.